定位・機能神経外科治療ガイドライン 第4版

編　集：一般社団法人 日本定位・機能神経外科学会 ガイドライン作成委員会

一般社団法人 日本脳神経外科学会　承認

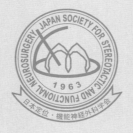

はじめに

　定位・機能神経外科治療ガイドラインの第1版は、2007年10月2日に故大江千廣先生を委員長として出版されました。その後、第2版は片山容一委員長の下2013年1月に、第3版は難波宏樹委員長の下2019年1月に出版されました。その時々に、この分野で活躍されておられた先生方によって執筆、編集されてきました。今回の第4版も、現在アクティブに定位・機能神経外科で活躍されている先生方に作成に携わっていただきました。

　第4版は「Minds診療ガイドライン作成マニュアル2020 ver.3.0」に則して作成いたしました。これは世界基準の医学系ガイドライン作成の指針となっています。ここでは詳しくは述べませんが、CQ（クリニカルクエッション）やそれ以外のクエッションの設定、論文の検索や採用について、エビデンスの評価と統合、記載のルール、草案の評価など、その基準を満たすような方法に則っています。

　この分野の発展や進歩は非常に目覚ましく、日進月歩とも言えます。そのため、できる限り迅速な作成を目指しました。そこで、これまでより多くの日本位・機能神経外科学会に所属するメンバーにご参加いただきました。メンバーの先生におかれましては多忙な日常にも関わらず、ひとかたならぬご尽力をいただきました。ここに改めて御礼申し上げます。そして、企画から約1年で脱稿、1年半での出版が達成されました。

　しかし、第2、3版の冒頭にも「ガイドラインは完成した時から、刻一刻と時代遅れになっていくことを運命付けられている」と記載されております。今回の第4版も全く例外ではなく、むしろ速やかに時代遅れになることを望むところであります。作成に関わられた先生方、そして次の世代の先生方によって次々と新たなエビデンスが構築され、近い将来、この第4版に書かれている内容の多くが古びた記録となることを期待しています。

　この領域の特性から、少なからず宿題を抱えたガイドラインではありますが、この第4版は定位・機能神経外科治療の臨床における現時点での最先端を表現しているものとなっています。幅広く、研修医のみならずこの領域を専門としている医師まで、本書は少なからず役立つものと考えています。特に若い世代の医師が、本書を契機に定位・機能神経外科への興味が広がることがあれば、これ以上の喜びはありません。

　そして、もちろん本書は多くの患者さんに貢献するものと自負しております。

2024年5月

一般社団法人 日本定位・機能神経外科学会 ガイドライン作成委員会

委員長　貴島　晴彦

定位・機能神経外科治療ガイドライン 第4版
CONTENTS

はじめに	iii
ガイドライン作成方法	vii
ガイドライン作成担当者一覧	x
略　語	xii

トピック1：パーキンソン病

総　論		1
CQ 1	進行期パーキンソン病に対してSTN-DBSを行うことが推奨されるか？	6
CQ 2	進行期パーキンソン病に対してGPi-DBSを行うことが推奨されるか？	10
CQ 3	進行期パーキンソン病に対するDBSの標的として視床下核（STN）と淡蒼球内節（GPi）のどちらが推奨されるか？	13
CQ 4	進行期パーキンソン病に対して破壊術を行うことが推奨されるか？	16
Question 1	Closed-loop DBSはパーキンソン病に有効か？	24
Question 2	Directional DBSはパーキンソン病に有効か？	26
Question 3	DBSのリモートプログラミングはパーキンソン病に有効か？	28
Question 4	視床中間腹側核（Vim）やposterior subthalamic areaのDBSは振戦優位型パーキンソン病の振戦に有効か？	30

トピック2：振戦

総　論		32
CQ 1	本態性振戦に対してDBSを行うことが推奨されるか？	34
CQ 2	本態性振戦に対して破壊術を行うことが推奨されるか？	37
Question 1	本態性振戦に対してDirectional DBSは有効か？	41
Question 2	両側手術は安全か？	44
Question 3	刺激調整により本態性振戦に対するDBSの耐性は防げるか？	48
Question 4	Holmes振戦に対して外科治療は有効か？	50
Question 5	振戦に対する適切なDBSのターゲットはどこか？	53

トピック3：ジストニア

総論	55
CQ　孤立性ジストニア（一次性ジストニア）に対してGPi-DBSを行うことが推奨されるか？	58
Question1　孤立性ジストニア（一次性ジストニア）に対してSTN-DBSは有効か？	60
Question2　遅発性ジストニアに対してGPi-DBSは有効か？	63
Question3　淡蒼球内節破壊術はジストニアに有効か？	66
Question4　視床腹吻側核（Vo）手術は上肢ジストニアに有効か？	69

トピック4：難治性疼痛

総論	71
CQ　脊髄刺激療法はどのような疼痛症候群に推奨されるか？	73
Question 1　難治性疼痛に対する脊髄刺激療法は早期に行うほうが良いのか？	83
Question 2　脊髄後根進入部破壊術はどのような難治性疼痛に有効か？	85
Question 3　一次運動野電気刺激療法は難治性疼痛に有効か？	88
Question 4　反復経頭蓋磁気刺激は難治性疼痛に有効か？	91
Question 5　DBSは難治性疼痛に有効か？	94
Question 6　末梢神経刺激は末梢性神経障害性疼痛に有効か？	96
Question 7　末梢神経刺激は難治性頭痛に有効か？	99
Question 8　モルヒネ髄腔内投与療法は難治性疼痛に有効か？	102

トピック5：痙縮

総論	105
CQ　痙縮に対してバクロフェン髄腔内投与を行うことが推奨されるか？	107
Question 1　成人の局所性上下肢痙縮に対してA型ボツリヌス毒素療法は有効か？	110
Question 2　限局した下肢痙縮に対して選択的脛骨神経縮小術は有効か？	112
Question 3　小児痙直型脳性麻痺の下肢痙縮に対して選択的後根切断術は有効か？	115

定位・機能神経外科治療ガイドライン 第4版
CONTENTS

トピック6：定位脳手術の合併症

総論 ……………………………………………………………………………………… 117
Question 1　定位脳手術における出血性合併症の頻度とリスク因子・低減のための対策は？ ……… 118
Question 2　DBSに関する手術部位感染症を防ぐにはどのように対応すべきか？ …………… 121
Question 3　DBS機器にまつわる合併症を防ぐにはどうすればよいか？ ………………… 126
Question 4　定位脳手術における空気塞栓・静脈梗塞・急性症候性発作にどのように
対応すれば良いか？ ………………………………………………………… 129
Question 5　リード周辺に生じた脳浮腫・嚢胞にはどのように対応すべきか？ …………… 132

トピック7：様々な疾患に対する治療

総論 ……………………………………………………………………………………… 135
Question 1　トゥレット症候群に対するDBSは有効か？ …………………………… 136
Question 2　重度かつ治療抵抗性の強迫性障害に対するDBSは有効か？ ……………… 139
Question 3　治療抵抗性のうつ病に対するDBSは有効か？ ………………………… 141
Question 4　てんかんに対する視床DBSは有効か？ ………………………………… 144
Question 5　てんかんに対する定位的破壊術は有効か？ …………………………… 147
Question 6　虚血性脳卒中や重症頭部外傷に対する幹細胞移植は有効か？ …………… 150

定位・機能神経外科治療ガイドライン作成方法

基本方針

　改訂にあたり、本ガイドラインの目的を「機能神経外科治療の提供者およびその医療利用者の意思決定を支援するため、標準的な知識と最適と考えられる推奨を提示する」こととした。また、第3版はMinds診療ガイドライン作成マニュアル2007年版に準拠して作成されたが、第4版ではMinds診療ガイドライン作成マニュアル2020 ver.3.0（発行：公益財団法人日本医療機能評価機構；以下Mindsマニュアル）[1]に準拠して作成した。本ガイドラインの読者は、機能神経外科を専門とする医師だけでなく、脳神経外科専攻医、また機能神経外科や脳神経外科以外の医師、医療者、患者、患者家族、一般市民まで幅広く想定した。重要な臨床課題についてはclinical question（CQ）を設定して、システマティックレビューを行って推奨を提示した。また、標準的な知識の提供のためにトピックごとに総論を執筆し、CQ以外の質問（Question）も設定した。本ガイドライン作成の方針として、科学的にエビデンス全体を評価し、作成過程では可能な限り先入観や偏りを避ける方策をとり、現場での適用を想定して作成した。特に作成手順を記録し、作業内容を可能な限り統一し、判断や決定は合議に基づくものとした。また、今後の診療の進歩や新しい技術にも対応するため、国内未承認・非保険収載の手技についても情報を提供する方針とした。

組織編成

　一般社団法人日本定位・機能神経外科学会のもとに診療ガイドライン作成委員会を設置し、その中に統括委員会、トピックごとのワーキンググループ、事務局を設置した。統括委員会は、全体の方針の決定や組織編成、トピックの設定、ガイドラインの最終承認と公開を担った。ワーキンググループは、質問（CQ/Question）の作成、総論の記載、文献の収集から評価、統合、推奨や回答案の作成、ガイドライン草案の作成を行った。草案のレビューや推奨度の最終決定は構成員全員で実施した。

ガイドラインの構成

　トピックごとに疾患と治療法の基本的知識について冒頭に記載をし、「CQ」とCQ以外の「Question」で構成した。各項目は質問文、推奨文または回答文、解説、文献検索の概要、引用文献のリストで構成し、CQに関しては推奨度とエビデンスの強さ、その合意率を付記した。CQは重要な臨床課題についての意思決定に関する疑問であり複数の診療オプションが存在するものとした。その他のQuestionは、臨床的・疫学的特徴に関する背景疑問（background question）だけでなく、複数の診療オプションはあるがCQに含まれなかった臨床課題も対象とした。

作業手順の概要

　統一した作業が行えるように作業マニュアルや作業テンプレート（Mindsマニュアルに付属しているテンプレートを利用）を整備して、ワーキンググループごとに作業を進めた。CQに対しては、系統立ててシステマティックレビューを行い、そのサマリーに基づき、エビデンスの強さと益と害のバランスを勘案して推奨を作成した。Questionについては、システマティックレビューは必須とせず、網羅的に文献を検索したのちに、エビデンスを要約して、回答を作成した（ナラティブレビュー）。全ての草案はガイドライン作成委員会の他の構成員によってレビューされて最終決定された。作業を円滑に進めるためインターネット上のクラウドやチャットを利用し、多くの全体会議やワーキンググループ内の会議はウェブ上で実施した。

CQに対するシステマティックレビューと推奨作成

　CQごとにPICO（P：対象患者、I：介入方法、C：対照群、O：アウトカム）を設定し、レビュー計画を策定した。PICOより検索式を設定し、データベース（PubMed、Cochrane Library、医中誌Webは必須）より文献を検索した。タイトルとアブストラクトから採用基準に合致した文献を選択し（一次スクリーニング）、次に本文を確認して採用基準に合致する文献を選択した（二次スクリーニング）。文献選択の判断がレビュー担当者間で一致しない場合、ワーキンググループ内で議論し採用・不採用を決定した。採用文献の種類については、原則RCTの原著論文を対象として、十分な数のRCTがない場合、症例シリーズなどの観察研究を採用した。また、検索式によらない文献も重要と判断したものについては、追加採用した。採用論文から、対象患者、介入方法、対照群、アウトカムについての情報を収集し、アウトカムごとに個々の研究のバイアスリスクと非直接性の評価を行い、効果指標を抽出した。次にRCTや観察研究など研究デザインごとに文献の集合をまとめて、改めてバイアスリスクと非直接性を評価し、これに加えて非一貫性、不精確性、出版バイアスなどを評価した。エビデンス総体としてのエビデンスの確実性を評価して、アウトカムごとに効果指標をまとめた。効果指標の統合は、質的な統合だけでなく、可能な場合は量的な統合（メタ解析）も実施した。バイアスリスクの評価はCochraneの評価ツール[1,2]を利用し、エビデンス総体の評価はGRADEアプローチ[1,3]に基づいて実施した。理想的には2名で独立してシステマティックレビューの作業を進めることが推奨されているが、人的資源が限られているため、本ガイドラインでは2名での実施は必須とせず、1〜2名の担当者がまとめた情報をワーキンググループ内で相互確認しながら作業を進めた。これらシステマティックレビューで作成された資料を参考に、アウトカム全体にわたる統括的なエビデンスの強さ（**表1**）を決定し、これに加えて望ましい効果（益）と望ましくない効果（害）のバランスなどを考慮して推奨を作成した（**表2**）。なお、十分なエビデンスがない場合は「推奨なし」とした。本ガイドラインでは、費用対効果や資源利用に関しては、情報が限られていると予想されたため、推奨作成には考慮しなかった。作成されたガイドラインの草案は、ガイドライン作成委員会の他の構成員によってレビューされ、推奨については投票を行った。COIにより投票権がない場合を除き全構成員によって投票を行い、投票権のある構成員の75%以上の投票で80%以上の合意をもって推奨を決定した（ただし、「推奨なし」の場合はこの限りではない）。80%未満の場合は、修正の上、再度投票を行い、投票は上限3回までとしたが、実際は2回までで推奨は決定された。

表1：エビデンスの強さ

（CQに対するエビデンス総体の総括：アウトカム全般に関する全体的なエビデンスの強さ）

- A（強い）　　　　効果の推定値に強く確信がある
- B（中程度）　　　効果の推定値に中等度の確信がある
- C（弱い）　　　　効果の推定値に対する確信は限定的である
- D（非常に弱い）　効果の推定値がほとんど確信できない

表2：推奨度

1. 行うことを（行わないことを）強く推奨する
2. 行うことを（行わないことを）弱く推奨する（提案する）

関連学会からのご意見

一般社団法人日本脳神経外科学会に評価を依頼し、寄せられたコメントに対して、採否を判断して、一部修正を加えた。

利益相反管理方針

ガイドライン作成委員会に参加する全ての個人本人とその家族を対象として、参加時及びガイドライン公表時に前年にさかのぼって過去3年間分の経済的および学術的利益相反（COI）（自らの学術論文をガイドラインに引用、師弟関係など）を自己申告した。日本医学会診療ガイドライン策定参加資格基準ガイダンス[4]のCOI規定に沿って、開示基準額を超える場合、参加者名と企業名を記載し、本ガイドラインの作成にかかる費用についても記載した。また同ガイダンスの参加基準に基づいて、経済的COIの深刻度が高い場合は、関連する投票権は持たないこととした。その他の対策として、特定の関係者に偏らないようにするため、ワーキンググループ内で同施設からの参加は2名までとした。

今後の改訂

ガイドラインには最新の研究成果を反映する必要があり、適切な時期に改訂を行う予定である。その決定は、一般社団法人日本定位・機能神経外科学会の執行部会で行われる。

文 献

1) Minds診療ガイドライン作成マニュアル2020 ver.3.0. https://minds.jcqhc.or.jp/docs/methods/cpg-development/minds-manual/pdf/all_manual_.pdf (参照2022/2/13)
2) Higgins JP, Altman DG, Gotzsche PC, et al.: The Cochrane Collaboration's tool for assessing risk of bias in randomised trials. *BMJ* 343: d5928, 2011
3) GRADE Handbook (Handbook for grading the quality of evidence and the strength of recommendations using the GRADE approach). https://gdt.gradepro.org/app/handbook/handbook.html (参照2022/6/16)
4) 日本医学会診療ガイドライン策定参加資格基準ガイダンス(2017年3月). https://jams.med.or.jp/guideline/clinical_guidance.pdf (参照2022/12/11)

定位・機能神経外科治療ガイドライン作成担当者一覧

委員長： 貴島　晴彦（大阪大学大学院医学系研究科　脳神経外科学　教授）
　　　　　　※4-区分② 第一三共、6-区分② 日本メドトロニック、6-区分① エーザイ、7-区分① シスメックス

副委員長： 平林　秀裕（国立病院機構奈良医療センター　院長）※なし

統括委員： 戸田　弘紀（医学研究所北野病院　脳神経外科　主任部長（作成委員兼任））※なし
　　　　　　深谷　親（日本大学医学部　脳神経外科・リハビリテーション科　診療教授）※なし
　　　　　　細見　晃一（大阪大学大学院医学系研究科　脳神経外科学　特任講師（事務局兼任））
　　　　　　※4-区分② 第一三共
　　　　　　三國　信啓（札幌医科大学医学部　脳神経外科学　教授）
　　　　　　※4-区分③ 第一三共、エーザイ、6-区分① エーザイ

作成委員： 上利　崇（国際医療福祉大学成田病院　脳神経外科　准教授）※なし
　　　　　　旭　雄士（金沢脳神経外科病院　脳神経外科　部長）※なし
　　　　　　岩崎　真樹（国立精神・神経医療研究センター病院　脳神経外科　部長）※なし
　　　　　　内山　卓也（近畿大学医学部　脳神経外科学　講師）※なし
　　　　　　江夏　怜（札幌医科大学医学部　脳神経外科学　講師）※なし
　　　　　　大島　秀規（日本大学医学部　脳神経外科学系神経外科学分野　准教授）※なし
　　　　　　押野　悟（大阪大学大学院医学系研究科　脳神経外科学　准教授）※なし
　　　　　　谷　直樹（大阪大学大学院医学系研究科　脳神経外科学　助教）※なし
　　　　　　中嶋　剛（自治医科大学医学部　脳神経外科学　准教授）※なし
　　　　　　樋口　佳則（千葉大学大学院医学系研究院　脳神経外科学　教授）※なし
　　　　　　堀澤　士朗（東京女子医科大学　脳神経外科学　助教）※なし
　　　　　　牟礼　英生（倉敷平成病院　倉敷ニューロモデュレーションセンター長）※なし
　　　　　　森下　登史（福岡大学病院　脳神経外科　診療教授）※なし

ワーキンググループ参加者：
　　　　　　池田　俊勝（日本大学医学部　機能形態学系生体構造医学分野　助教）※なし
　　　　　　和泉　允基（千葉県循環器病センター　脳神経外科　医長）※なし
　　　　　　磯尾　綾子（東京都立神経病院　脳神経外科　医員）※なし
　　　　　　井本　浩哉（山口大学医学部　脳神経外科学　講師）※なし
　　　　　　氏原　匡樹（埼玉医科大学医学部　脳神経外科　助教）※なし
　　　　　　江村　拓人（大阪大学大学院医学系研究科　脳神経外科学　大学院生）※なし
　　　　　　大山　彦光（順天堂大学大学院医学系研究科　神経学　准教授）※なし
　　　　　　木村　活生（横浜市立大学附属市民総合医療センター　脳神経内科　診療講師）
　　　　　　※4-区分② アッヴィ
　　　　　　木村　唯子（国立精神・神経医療研究センター病院　脳神経外科）※なし
　　　　　　金　吉秀（東京女子医科大学　脳神経外科学　助教）※なし
　　　　　　齋藤　健（産業医科大学医学部　脳神経外科学　講師）※なし
　　　　　　佐々木達也（岡山大学大学院医歯薬総合研究科　脳神経外科　助教）※なし
　　　　　　笹森　徹（札幌麻生脳神経外科病院　脳神経外科　機能外科センター長）※なし
　　　　　　澤田　眞寛（京都大学医学部附属病院　脳神経外科　助教）※なし

竹林　成典（名古屋セントラル病院　脳神経外科　主任医長）※なし
田中　秀明（福岡大学医学部　脳神経外科　助教）※なし
種井　隆文（名古屋大学大学院医学系研究科　脳神経外科学　准教授）※なし
中島明日香（順天堂大学医学部附属練馬病院　脳神経内科　准教授）※なし
永松　謙一（国立病院機構仙台西多賀病院　脳神経外科　医長）※なし
西川　泰正（岩手医科大学医学部　脳神経外科学　講師）※なし
西田南海子（医学研究所北野病院　脳神経外科　副部長）※なし
仁村　太郎（国立病院機構宮城病院　脳神経外科　統括診療部長）※なし
畠山　哲宗（香川大学医学部　脳神経外科学　助教）※なし
花田　朋子（鹿児島大学大学院医歯学総合研究科　神経病学講座脳神経外科　助教）※なし
前澤　聡（国立病院機構名古屋医療センター　脳神経外科　医長（科長））※なし
三宅　一央（徳島大学大学院医歯薬学研究部　脳神経外科学　助教）※なし
森　信彦（大阪大学大学院医学系研究科　脳神経外科学　特任研究員）※なし
森　史（日本大学医学部　脳神経外科学系神経外科学分野　助手）※なし
森垣　龍馬（徳島大学大学院医歯薬学研究部　先端脳機能研究開発分野　特任准教授）
　　　　　　　　　　　　　　　　　　　　　　　　　　　　※7-区分② ビューティーライフ
山本　一徹（湘南藤沢徳洲会病院　機能的神経疾患センター　センター長）※なし
渡邉　充（日本大学医学部　脳神経外科学系神経外科学分野　助教）※なし

(五十音順)

※COI 開示

・経済的 COI 開示項目
　1：顧問、2：株保有・利益、3：特許使用料、4：講演料、5：原稿料、6：寄付金、7：研究費、
　8：寄附講座、9：その他
・経済的COI深刻度（日本医学会診療ガイドライン策定参加資格基準ガイダンス2017年）
　金額区分①：軽度、金額区分②：中等度、金額区分③：高度
・COI 対策
　委員長に区分②以上の COI があるため、副委員長を立てた。区分③の場合は、関連する議決権は
　なしとした。
・ガイドライン作成費用
　本ガイドラインの制作費用は、一般社団法人日本定位・機能神経外科学会の事業収入（主に年会
　費）より支出した。

略　語

英略語を使うことが多い次の語句は、しばしば注釈なしで記載した。

ADL (activities of daily living): 日常生活動作（活動）
CT (computed tomography): コンピュータ断層撮影
DBS (deep brain stimulation): 脳深部刺激（療法）
GPi (internal globus pallidus): 淡蒼球内節
IPG (implantable pulse generator): 体内埋設型（植え込み型）パルス（刺激）発生装置
ITB (intrathecal baclofen): バクロフェン髄腔内投与（療法）
MRgFUS (MR-guided focused ultrasound): MRIガイド下集束超音波（治療）
MRI (magnetic resonance imaging): 磁気共鳴画像
QOL (quality of life): 生活の質
RCT (randomized controlled trial): ランダム化比較試験
SCS (spinal cord stimulation): 脊髄刺激（療法）
SD (standard deviation): 標準偏差
STN (subthalamic nucleus): 視床下核
Vim (ventral intermediate nucleus): （視床）中間腹側核
95%CI (95% confidence interval): 95%信頼区間

トピックス

1. パーキンソン病
2. 振戦
3. ジストニア
4. 難治性疼痛
5. 痙縮
6. 定位脳手術の合併症
7. 様々な疾患に対する治療

トピック 1 パーキンソン病

▶総論

パーキンソン病に対する外科治療の基本的特徴

(1) パーキンソン病の臨床的特徴と疫学

(1)-a. 臨床的特徴

パーキンソン病は、黒質のドパミン神経細胞が変性することにより進行する神経変性疾患である。①安静(静止)時振戦、②筋強剛(筋固縮)、③無動・寡動(動作緩慢)、④姿勢反射(保持)障害の4つの運動症状を特徴とする。パーキンソン病は本邦の指定難病であり、指定難病医療費助成制度で推奨される診断基準[1]では、典型的で左右差のある静止時振戦(4～6Hz)を認めるか、筋強剛、動作緩慢、姿勢反射障害の3つのうち2つ以上が存在することをパーキンソニズムと定義している。その上で(1)パーキンソニズムがあり、(2)脳CTやMRIに脳血管障害、被殻や脳幹の萎縮、著明な脳室拡大や脳萎縮がない、(3)パーキンソニズムを来す薬物・毒物への曝露がない、(4)抗パーキンソン病薬によりパーキンソニズムが改善する、の4点を満たすことを条件としている。薬物反応が未検討か薬効検討の段階ではパーキンソン病の疑い症例となる。振戦を重視する基準には批判的な意見も存在し、最近は動作緩慢をパーキンソニズムの必須条件とし、静止時振戦か筋強剛のどちらか一つあるいは両方が見られることを条件とするInternational Parkinson and Movement Disorder Societyの診断基準が広く用いられる[2]。

パーキンソン病は、一側の上肢あるいは下肢の静止時振戦や筋強剛で発症し、その後同側、さらに対側の上肢あるいは下肢に運動症状が進展する経過をとることが多い。重症度は症状の広がりや姿勢保持障害の程度で分類するHoehn-Yahr重症度分類(表1)[3]で示される。また発症年齢に基づく分類では、40歳未満の発症を若年性パーキンソン病とする。さらに非運動症状の評価も重要であり、進行期パーキンソン病の精神症状や認知機能障害の有無は、手術適応検討の際の重要な所見である。

さてパーキンソン病に対する定位脳手術の歴史は、様々な手術フレームや凝固・破壊術装置が開発された1950年代まで遡る[4]。しかし1960年にパーキンソン病の病態がドパミンの欠乏であると報告され、レボドパを用いた治療が普及した1970年代には定位脳手術の機会が激減した。それでもパーキンソン病が進行し薬物療法の期間が長くなると、ウェアリングオフやジスキネジアの運動合併症が出現するため、1980～1990年代にはドパミンアゴニスト、MAO-B阻害薬やCOMT

表1 Hoehn-Yahr重症度分類

0度	パーキンソニズムなし
1度	一側性パーキンソニズム
2度	両側性パーキンソニズム
3度	軽～中等度パーキンソニズム。姿勢反射障害あり。日常生活に介助不要
4度	高度障害を示すが、歩行は介助なしにどうにか可能
5度	介助なしにはベッド又は車椅子生活

阻害薬が開発される一方で、淡蒼球破壊術が再び行われるようになった[5,6]。またMPTPモデル[7]を用いたパーキンソン病の病態解析からSTNに対する脳深部刺激療法（DBS）が開発されたのもこの時期である[8,9]。DBSはまずVim-DBSとしてパーキンソン病の振戦に対する治療として臨床応用され[10]、さらに1990年代にGPi-DBSが淡蒼球破壊術に代わり普及した[11]。そして2000年代にはSTN-DBSがパーキンソン病の運動症状及び運動合併症を改善しパーキンソン病治療薬を減量できる治療法として広まり現在に至る[12]。なお将来的な定位脳手術として、本邦では芳香族Lアミノ酸脱炭酸酵素発現のアデノ随伴ウイルスを用いた遺伝子治療[13]や、人工多能性幹細胞（iPS細胞）由来のドパミン前駆細胞を移植する細胞治療[14]の安全性や有効性が検討されている。

近年は治療機器を用いるパーキンソン病治療法をデバイス補助療法と呼び、DBSはその中心的な役割を担っている。また2020年以降はMRガイド下集束超音波治療（MRgFUS）がパーキンソン病の振戦及び運動症状に対する治療として本邦でも承認され、外科治療はパーキンソン病の重要な治療選択肢である。

(1) -b. 疫学

パーキンソン病の罹患率は欧米の報告で14～19人/10万人・年、有病率が100～300人/10万人とされている。65歳以上になると罹患率が160人/10万人・年、有病率が950人/10万人と数値が上昇する[15]。一方で若年性パーキンソン病となる40歳未満の罹患率は1人未満/10万人・年と推計される[15]。罹患率は男性にやや高く、有病率は性差なしとする報告が多く[15]、女性の平均余命の長さに起因すると推察される[16]。

本邦の報告でも罹患率は10～18人/10万人・年、有病率が100～180人/10万人と推定され[16]、20万人程度のパーキンソン病患者数が予測される。また受療率は人口10万人あたり1年間の入院が14人、外来が9人の推計患者数が報告されている[17]。

パーキンソン病の死亡率に関して、33の研究を対象にしたシステマティックレビューは、観察期間中央値が7年で27,480名の患者について死亡率を0.90～3.79と推計し、また生存率は1年ごとにおよそ5%ずつ低下すると報告している[18]。

パーキンソン病の進行に関しては、運動合併症であるウェアリングオフが出現し、Hoehn-Yahr重症度が4や5になると進行期パーキンソン病とされる[19]。Hoehnらの報告では発症から車椅子が必要な状態に至るまでの期間は14年とされ[20]、またPoeweらの報告では約3分の1の患者は何年も軽症で安定するとされている[21]。ノルウェーのパーキンソン病患者232名の調査では、UPDRS運動スコアは1年に3.3ポイント悪化し、またHoehn-Yahr重症度は0.16ポイント悪化すると示された[22]。シンガポールのパーキンソン病患者695名を対象とした報告では、Hoehn-Yahr重症度が1から2、2から2.5、2.5から3、3から4、4から5に進行するまでの期間中央値が、それぞれ20か月、62か月、25か月、24か月、26か月と報告された[23]。この報告で重症度1から5に至る期間中央値の合計は上述のHoehnらの報告[20]にほぼ一致する。

(2) 手術適応の検討

(2)-a. 重症度分類と手術適応

手術の対象は、十分で最適な薬物療法を行っても管理が不能なレボドパ反応性のパーキンソン病患者である。発症後5年以上が経過し、Hoehn-Yahr重症度が3以上で、運動合併症を有する患者が手術適応と考えられる[24,25]。一方で75歳以上の高齢や認知機能の低下、パーキンソン病に依らないうつなど精神症状の合併例は手術適応外となりうる。

近年ではデバイス補助療法を検討するタイミングとして「5-2-1基準」がよく用いられる。すなわち1日に5回以上のレボドパ内服、2時間以上のオフ時間の出現、1時間以上の強いジスキネジアのいずれかを有する患者で、レボドパ反応性と認知機能が保たれている70歳以下の患者であれば、デバイス補助療法の良い適応という認識が支持されている[26]。ただし運動合併症が存在すれば、発症後4年以降でもSTN-DBSの適応とするEARLYSTIM研究[27]や、発症3年未満でもSTN-DBSを考慮してもよいとする欧州の指針もあり[28]、DBSの早期導入の意義も検討されている。ただし発症から5年以内のパーキンソン症候群の患者でもレボドパの反応性が保たれることがあるため、発症早期のDBS導入には注意を要する。

(2)-b. 重症度に応じた治療の選択

DBSを含むデバイス補助療法の適応時期は上述の「5-2-1基準」に合致する段階が一つの目安である。デバイス補助療法にはDBS以外にL-ドパ持続経腸療法（LCIG）と本邦では2023年より保険適応となったホスレボドパ・ホスカルビドパ水和物配合剤皮下注射療法がある。また振戦のみが薬物療法で改善しにくい場合には視床を標的とするDBS[29]やMRgFUS[30]、症例によっては視床破壊術[31]が適応となる。

DBSは定位脳手術の技術を用いて、STNやGPi、Vim、あるいはposterior subthalamic area（PSA）に電極を植え込み、頭頸部の皮下を通る接続ケーブルを介して、植込み型パルス発生装置（IPG）と接続し、IPGから発生する電気信号で静止時振戦や動作緩慢などの運動症状、またウェアリングオフやジスキネジアなどの運動合併症を緩和させる治療法である。進行期パーキンソン病患者に対する標的はSTNかGPiが一般的である。振戦の治療の際にはSTN以外にVimやPSAを標的とすることもある。

また高周波破壊術（RF）は定位脳手術の手法を用いてモノポーラ電極に高周波電流を通電し淡蒼球、視床腹側核群、あるいはSTNに凝固巣を作成する手術法である。

MRgFUSは、1024個の超音波発生素子を配列したトランスデューサーを装着して、頭蓋外部から超音波を一点に照射し、標的を局所的に壊死させる定位脳手術である。現在は薬物療法で十分に効果が得られないパーキンソン病の振戦に対して視床を標的とするMRgFUSが行われる。また薬物療法で十分な効果が得られない運動症状や運動合併症があり、かつDBSが不適応の場合に淡蒼球を標的とするMRgFUSが保険適応である。

このようにDBS、RF、MRgFUSの外科治療法と標的の選択肢から、パーキンソン病の重症度や運動症状・運動合併症の特徴、そして年齢や併存症などの健康状態に応じて、最適な治療選択肢を医療チームで検討することが望ましい。

文 献

1) 厚生労働省: 指定難病に於ける各疾患診断基準
2) Postuma RB, Berg D, Stern M, et al.: MDS clinical diagnostic criteria for Parkinson's disease. *Mov Disord* 30: 1591-1601, 2015
3) Hoehn MM, Yahr MD: Parkinsonism: onset, progression and mortality. *Neurology* 17: 427-442, 1967
4) Gildenberg PL: Evolution of basal ganglia surgery for movement disorders. Stereotact Funct *Neurosurg* 84: 131-135, 2006
5) Lang AE, Lozano AM, Montgomery E, Duff J, Tasker R, Hutchinson W: Posteroventral medial pallidotomy in advanced Parkinson's disease. *N Engl J Med* 337: 1036-1042, 1997
6) Benabid AL, Chabardes S, Torres N, et al.: Functional neurosurgery for movement disorders: a historical perspective. *Prog Brain Res* 175: 379-391, 2009
7) Alexander GE, DeLong MR, Strick PL: Parallel organization of functionally segregated circuits linking basal ganglia and cortex. *Annu Rev Neurosci* 9: 357-381, 1986
8) Benazzouz A, Gross C, Féger J, Boraud T, Bioulac B: Reversal of rigidity and improvement in motor performance by subthalamic high-frequency stimulation in MPTP-treated monkeys. *Eur J Neurosci* 5: 382-389, 1993
9) Bergman H, Wichmann T, DeLong MR: Reversal of experimental parkinsonism by lesions of the subthalamic nucleus. *Science* 249: 1436-1438, 1990
10) Benabid AL, Pollak P, Gervason C, et al.: Long-term suppression of tremor by chronic stimulation of the ventral intermediate thalamic nucleus. *Lancet* 337: 403-406, 1991
11) Kumar R, Lang AE, Rodriguez-Oroz MC, et al.: Deep brain stimulation of the globus pallidus pars interna in advanced Parkinson's disease. *Neurology* 55: S34-39, 2000
12) Deuschl G, Schade-Brittinger C, Krack P, et al.: A randomized trial of deep-brain stimulation for Parkinson's disease. *N Engl J Med* 355: 896-908, 2006
13) Muramatsu S: The current status of gene therapy for Parkinson's disease. *Ann Neurosci* 17: 92-95, 2010
14) Takahashi J: iPS cell-based therapy for Parkinson's disease: A Kyoto trial. *Regen Ther* 13: 18-22, 2020
15) Wirdefeldt K, Adami HO, Cole P, Trichopoulos D, Mandel J: Epidemiology and etiology of Parkinson's disease: a review of the evidence. *Eur J Epidemiol* 26 Suppl 1: S1-58, 2011
16) Yamawaki M, Kusumi M, Kowa H, Nakashima K: Changes in prevalence and incidence of Parkinson's disease in Japan during a quarter of a century. *Neuroepidemiology* 32: 263-269, 2009
17) 厚生労働省: 平成26年患者調査（傷病分類編）
18) Macleod AD, Taylor KS, Counsell CE: Mortality in Parkinson's disease: a systematic review and meta-analysis. *Mov Disord* 29: 1615-1622, 2014
19) Varanese S, Birnbaum Z, Rossi R, Di Rocco A: Treatment of advanced Parkinson's disease. *Parkinsons Dis* 2010: 480260, 2011
20) Maier Hoehn MM: Parkinsonism treated with levodopa: progression and mortality. *J Neural Transm Suppl* 19: 253-264, 1983
21) Poewe WH, Wenning GK: The natural history of Parkinson's disease. *Ann Neurol* 44: S1-9, 1998
22) Alves G, Wentzel-Larsen T, Aarsland D, Larsen JP: Progression of motor impairment and disability in Parkinson disease: a population-based study. *Neurology* 65: 1436-1441, 2005
23) Zhao YJ, Wee HL, Chan YH, et al.: Progression of Parkinson's disease as evaluated by Hoehn and Yahr stage transition times. *Mov Disord* 25: 710-716, 2010
24) Bronstein JM, Tagliati M, Alterman RL, et al.: Deep brain stimulation for Parkinson disease: an expert consensus and review of key issues. *Arch Neurol* 68: 165, 2011
25) Harmsen IE, Wolff Fernandes F, Krauss JK, Lozano AM: Where Are We with Deep Brain Stimulation? A Review of Scientific Publications and Ongoing Research. *Stereotact Funct Neurosurg* 100: 184-197, 2022
26) Antonini A, Stoessl AJ, Kleinman LS, et al.: Developing consensus among movement disorder specialists on clinical indicators for identification and management of advanced Parkinson's disease: a multi-country Delphi-panel approach. *Curr Med Res Opin* 34: 2063-2073, 2018
27) Schuepbach WM, Rau J, Knudsen K, et al.: Neurostimulation for Parkinson's disease with early motor complications. *N Engl J Med* 368: 610-622, 2013
28) Deuschl G, Antonini A, Costa J, et al.: European Academy of Neurology/Movement Disorder Society-European Section Guideline on the Treatment of Parkinson's Disease: I. Invasive Therapies. *Mov Disord* 37: 1360-1374, 2022

29) Hariz MI, Krack P, Alesch F, et al.: Multicentre European study of thalamic stimulation for parkinsonian tremor: a 6 year follow-up. *J Neurol Neurosurg Psychiatry* 79: 694-699, 2008
30) Chua MMJ, Blitz SE, Ng PR, et al.: Focused Ultrasound Thalamotomy for Tremor in Parkinson's Disease: Outcomes in a Large, Prospective Cohort. *Mov Disord* 38: 1962-1967, 2023
31) Benabid AL, Pollak P, Louveau A, Henry S, de Rougemont J: Combined (thalamotomy and stimulation) stereotactic surgery of the VIM thalamic nucleus for bilateral Parkinson disease. *Appl Neurophysiol* 50: 344-346, 1987

トピック1．パーキンソン病

CQ 1　進行期パーキンソン病に対してSTN-DBSを行うことが推奨されるか？

推　奨

● 薬物治療に抵抗性の運動症状および運動合併症（ウェアリングオフ、ジスキネジアなど）を有する進行期パーキンソン病患者に対して、STN-DBSを行うことを条件付きで推奨する。
弱い推奨／エビデンスの強さ「中程度」（2B）（合意率97.4%）

付帯事項

● QOLやADLの改善、オフ時の運動症状の改善、ジスキネジアを伴わないオン時間の延長、服薬量の減量、薬物療法による合併症の軽減に効果はあるが、体軸症状、非運動症状、認知機能、抑うつへの影響は明らかではない。

解　説

　1987年にBenabidらによりはじめて報告されたVimの慢性電気刺激による振戦の改善は[1,2]、破壊術が中心であった定位脳手術のパラダイムシフトの始まりとなった。MPTPサルモデルによる研究により、1990年にBergmanらはSTN破壊術でのパーキンソニズムの改善を報告し[3]、さらに1993年のBenazzouzらはSTNの慢性電気刺激によるパーキンソニズムの改善を報告し[4]、パーキンソン病に対するSTN-DBSの研究基盤を固めた。その後パーキンソン病に対するSTN-DBSの臨床研究が多く行われ、本CQでは17のRCT[5-21]についてシステマティックレビューとメタ解析を行った。各臨床試験の年齢基準は、61歳未満のパーキンソン病を対象とした試験[6,12,17,18,21]や70歳以上を含める試験[5,7,9-11,13-16,19,20]まで様々で、最も多い年齢の上限は75歳未満[5,7,11,13-15,19,20]であった。

・運動症状・運動合併症への効果
　薬物治療に抵抗性の運動症状・運動合併症（ウェアリングオフ、ジスキネジアなど）を有する進行期パーキンソン病患者に対するSTN-DBSと薬物療法のRCTをメタ解析すると、STN-DBS群では、治療後12か月以内にPDQ-39のQOLスコアが有意に改善し（4論文、874名、平均値差[95%CI]：7.0 [5.05, 9.04]）[5,8,9,20]、またUPRDS part IIIの運動症状スコアも改善した（5論文、954名、14.0 [11.0, 17.1]）。またSTN-DBS群では治療後6か月以内のジスキネジアのないオン時間が増え（3論文、546名、+3.25時間 [2.4, 4.1]）[5,8-10,20]、レボドパ換算用量（LED）は減少した（4論文、668名、500 mg [340, 660]）[5,6,8,12]。さらに治療後18か月以内のADLは、UPDRS part IIスコアが改善し（4論文、688名、7.0ポイント改善 [5.0, 9.0]）[5,6,8,9]、治療後12か月以内の薬物治療関連合併症についてUPDRS part IVスコアが改善した（3論文、613名、3.7ポイント改善 [2.6, 4.7]）[8-10]。またHoehn-Yahr重症度分類のスコアも改善する可能性が示唆された（2論文、389名、0.7の改善

[0.5, 0.8]) [8,10]。

　なお術後 24 か月の QOL、UPDRS part III、ジスキネジアのないオン時間の増加、薬物治療関連合併症に関する RCT は 1 件のみで [12)、メタ解析を行わなかった。

・**体軸症状への影響効果**
　RCT 1 件で、STN-DBS による歩行テストの歩数減少と歩行時間の短縮が報告されている [18]。

・**非運動症状**
　非運動症状を評価した RCT は存在しなかった。

・**認知機能**
　UPDRS part I を用いた治療前後の認知機能評価は、STN-DBS と薬物療法とに差がないことが示唆された（4 論文、925 名、0.05 ポイント改善 [-0.33, 0.43]）[7-9,12]。

・**精神症状**
　STN-DBS 治療後の精神症状を評価すると、Mattis Dementia Rating Scale では変化は明らかでなかった（5 論文、1018 名、0.4 ポイント改善 [-0.5, 1.2]）[5,7-9,12]。抑うつに関しては、Montgomery-Asberg Depression Rating Scale では悪化が示され（3 論文、508 名、-1.98 [-3.04, -0.91]）、Beck Depression Inventory II を用いた報告では結果が一貫していなかった（4 論文、880 名、-0.34 [-1.79, 1.11]）。なお Brief Psychiatric Rating Scale では術後に改善を示した（2 論文、256 名、2.1 ポイント改善 [0.53, 3.8]）[5,7]。

・**治療合併症**
　治療関連の合併症は 6 件の RCT において検討され、合併症頻度は対照群 18.1％に対して STN-DBS 群では 30.2％とリスク比は 1.95 [1.3, 3.0]であり、STN-DBS 群で有意に頻度が高かった [5,8-10,12,20]。特に術後出血は 3.7％、感染は 4.3％に認められた [5,8-10,12,20]。多くの外科関連合併症は可逆性であった。

・**益と害のバランス評価**
　STN-DBS による運動症状・運動合併症の軽減、QOL や ADL の改善は明らかである。一方、治療合併症の頻度は STN-DBS により対照群と比較し有意に多いもののその頻度は低い。以上の評価結果から、条件付きでの推奨とした。

文献検索の概要

対象期間	2023年4月まで	
データベース	PubMed、Cochrane Library、医中誌Web	
検索語	P	Parkinson's disease
	I/C	STN-DBS
制限	RCTを対象とし症例報告や総説は除く。	
選定概要	設定したPICOや選定基準に合致した16件のRCTを採用した。	
アウトカム	QOL、ADL、UPDRS part III、高次脳機能、有害事象など。	

文献

1) Benabid AL, Pollak P, Louveau A, Henry S, de Rougemont J: Combined (thalamotomy and stimulation) stereotactic surgery of the VIM thalamic nucleus for bilateral Parkinson disease. *Appl Neurophysiol* 50: 344-346, 1987

2) Benabid AL, Pollak P, Gervason C, et al.: Long-term suppression of tremor by chronic stimulation of the ventral intermediate thalamic nucleus. *Lancet* 337: 403-406, 1991

3) Bergman H, Wichmann T, DeLong MR: Reversal of experimental parkinsonism by lesions of the subthalamic nucleus. *Science* 249: 1436-1438, 1990

4) Benazzouz A, Gross C, Feger J, Boraud T, Bioulac B: Reversal of rigidity and improvement in motor performance by subthalamic high-frequency stimulation in MPTP-treated monkeys. *Eur J Neurosci* 5: 382-389, 1993

5) Deuschl G, Schade-Brittinger C, Krack P, et al.: A randomized trial of deep-brain stimulation for Parkinson's disease. *N Engl J Med* 355: 896-908, 2006

6) Schupbach WM, Maltete D, Houeto JL, et al.: Neurosurgery at an earlier stage of Parkinson disease: a randomized, controlled trial. *Neurology* 68: 267-271, 2007

7) Witt K, Daniels C, Reiff J, et al.: Neuropsychological and psychiatric changes after deep brain stimulation for Parkinson's disease: a randomised, multicentre study. *Lancet Neurol* 7: 605-614, 2008

8) Weaver FM, Follett K, Stern M, et al.: Bilateral deep brain stimulation vs best medical therapy for patients with advanced Parkinson disease: a randomized controlled trial. *JAMA* 301: 63-73, 2009

9) Williams A, Gill S, Varma T, et al.: Deep brain stimulation plus best medical therapy versus best medical therapy alone for advanced Parkinson's disease (PD SURG trial): a randomised, open-label trial. *Lancet Neurol* 9: 581-591, 2010

10) Okun MS, Gallo BV, Mandybur G, et al.: Subthalamic deep brain stimulation with a constant-current device in Parkinson's disease: an open-label randomised controlled trial. *Lancet Neurol* 11: 140-149, 2012

11) Phillips L, Litcofsky KA, Pelster M, Gelfand M, Ullman MT, Charles PD: Subthalamic nucleus deep brain stimulation impacts language in early Parkinson's disease. *PLoS One* 7: e42829, 2012

12) Schuepbach WM, Rau J, Knudsen K, et al.: Neurostimulation for Parkinson's disease with early motor complications. N Engl J Med 368: 610-622, 2013

13) Charles D, Konrad PE, Neimat JS, et al.: Subthalamic nucleus deep brain stimulation in early stage Parkinson's disease. *Parkinsonism Relat Disord* 20: 731-737, 2014

14) Hacker ML, Tonascia J, Turchan M, et al.: Deep brain stimulation may reduce the relative risk of clinically important worsening in early stage Parkinson's disease. *Parkinsonism Relat Disord* 21: 1177-1183, 2015

15) Tramontana MG, Molinari AL, Konrad PE, et al.: Neuropsychological effects of deep brain stimulation in subjects with early stage Parkinson's disease in a randomized clinical trial. *J Parkinsons Dis* 5: 151-163, 2015

16) Troster AI, Jankovic J, Tagliati M, Peichel D, Okun MS: Neuropsychological outcomes from constant current deep brain stimulation for Parkinson's disease. *Mov Disord* 32: 433-440, 2017

17) Lhommee E, Wojtecki L, Czernecki V, et al.: Behavioural outcomes of subthalamic stimulation and medical therapy versus medical therapy alone for Parkinson's disease with early motor complications (EARLYSTIM trial): secondary analysis of an open-label randomised trial. *Lancet Neurol* 17: 223-231, 2018

18) Barbe MT, Tonder L, Krack P, et al.: Deep Brain Stimulation for Freezing of Gait in Parkinson's Disease With Early Motor Complications. *Mov Disord* 35: 82-90, 2020
19) Hacker ML, Turchan M, Heusinkveld LE, et al.: Deep brain stimulation in early-stage Parkinson disease: Five-year outcomes. *Neurology* 95: e393-e401, 2020
20) Vitek JL, Jain R, Chen L, et al.: Subthalamic nucleus deep brain stimulation with a multiple independent constant current-controlled device in Parkinson's disease (INTREPID): a multicentre, double-blind, randomised, sham-controlled study. *Lancet Neurol* 19: 491-501, 2020
21) Pinto S, Nebel A, Rau J, et al.: Results of a Randomized Clinical Trial of Speech After Early Neurostimulation in Parkinson's Disease. *Mov Disord* 38: 212-222, 2023

略語

MPTP (1-methyl-4-phenyl-1,2,3,6-terahydropyridine)、PDQ-39 (Parkinson's disease questionnaire-39): パーキンソン病質問票39項目、UPDRS (unified Parkinson's disease rating scale): 統一パーキンソン病評価尺度、LED (levodopa equivalent dose): レボドパ換算用量

CQ 2 進行期パーキンソン病に対してGPi-DBSを行うことが推奨されるか？

推奨

- 進行期パーキンソン病患者において、ジスキネジアの強い症例などに両側GPi-DBSを行うことを考慮してもよい。
  弱い推奨／エビデンスの強さ「非常に弱い」（2D）（合意率：97.4％）

付帯事項

- 両側GPi-DBSと最善の内科治療（BMT）のRCT研究を対象とし、片側GPi-DBSやGPi-DBSの症例数が少ないRCTは除外した。

解説

進行期パーキンソン病患者に対してSTN-DBSが適切ではないと判断される症例では、GPi-DBSを検討することがある。しかしGPi-DBSとBMTを比較した研究は少なく、本ガイドライン委員会においてGPi-DBSとBMTとの比較検証が重要と判断した。

・エビデンス評価

両側GPi-DBSとBMTを比較した研究は、STNあるいはGPiのDBSとBMTを進行期パーキンソン病患者255名でランダム化比較したCSP468研究のみであった[1-6]。GPi-DBSとBMTの比較に関しては、いずれも6か月の観察期間で、運動症状に関してUPDRS part III スコアの改善は、両側GPi-DBSが平均10.8点BMTを上回った [95%CI: 8.2, 13.4][1,4]。またジスキネジアを含む運動合併症に関するUPDRS part IV スコアの改善は、両側GPi-DBSは平均3.2点BMTを上回った [2.1, 4.3][1,4]。姿勢保持障害、歩行障害の体軸症状に関するUPDRSスコアの改善は、BMTによりオフ状態で平均0.2点、オン状態で平均0点の改善に対し、両側GPi-DBSではオフ状態で平均1.3点、オン状態で平均1.6点の改善でBMTとGPi-DBSの平均値の差はオフ状態で平均-1.1点と有意差はなかった [-5.9, 3.7][3]。また生活の質に関して、パーキンソン病質問票（PDQ-39）を用いた評価では、両側GPi-DBSでの改善はBMTの改善を平均9.1点上回った [3.6, 14.6][4,5]。一方で両側GPi-DBSの術後に高次脳機能や言語機能が低下する可能性が指摘された。例えばStroop color naming score はGPi-DBSの術前後の差がBMTの差を平均4.4点下回った [1.2, 6.6][2]。また合併症として、転倒転落の頻度はBMTよりGPi-DBSで高くなった（リスク比：3.0 [1.2, 7.3]）[4]。また構音機能や発語機能などの言語機能が低下する可能性が示唆された（7.2 [1.7, 31.2]）[4]。なお自殺企図はGPi-DBS群の0.36%, BMT群の0.44%に現れ、手術で自殺企図が増えないことが示唆された[6]。

・益と害のバランス評価

　両側 GPi-DBS により運動症状・運動合併症の治療効果や QOL が改善する可能性がある。一方で構音機能や発語機能などの言語機能、また認知機能が低下する可能性がある。

・推奨内容に至った経緯

　両側 GPi-DBS と BMT の RCT は 1 件のみであり、盲検化に関するバイアスが見られ、エビデンスの強さは非常に弱いと判断した。しかしながら、薬物治療抵抗性の進行期パーキンソン病患者に対して他に有効な治療選択肢が限られる場合には、運動症状・運動合併症に対して GPi-DBS を行うことを考慮してもよいと考えられる。

・関連事項

　パーキンソン病に対する外科治療として 1980〜1990 年代には淡蒼球破壊術が普及し[7]、1990 年代には GPi-DBS が行われるようになった[8,9]。DBS が本邦で保険収載された 2000 年には STN-DBS が主流となっていたが、その後 STN-DBS の合併症として自殺企図[10]、気分障害[11]、衝動制御障害[12] などの危険性が明らかとなったことや上述の CSP468 研究の結果が加わって、本邦でも GPi-DBS の治療機会が増えた[13]。GPi-DBS と STN-DBS の非ランダム化比較試験は CSP468 以外に NSTAPS[14] があり、CQ3 で詳説される。片側 GPi-DBS と STN-DBS の比較[15]、あるいは段階的な両側 DBS 手術で GPi と STN を比較した研究も行われた[16]。今後、ジスキネジアの強い症例や STN-DBS では合併症の危険性が高いとあらかじめ判断される症例を対象に GPi-DBS と BMT との RCT が行われれば、GPi-DBS の有益性、有用性が明らかになる可能性がある。

　現時点では、GPi-DBS はジスキネジアの強い症例や認知機能や精神症状のリスクがあると判断される症例に対する治療の選択肢である。またこのような症例に対しては、レボドパ・カルビドパ合剤ジェル持続経腸療法やホスレボドパ・ホスカルビドパ持続皮下注射治療、さらに MR ガイド下集束超音波治療による淡蒼球破壊術の選択肢もあるため、GPi-DBS の選択にあたっては治療チームでの多角的な検討が望ましい。

文献検索の概要

対象期間		2023 年 4 月まで
データベース		PubMed、Cochrane Library、医中誌 Web
検索語	P	Parkinson's disease
	I/C	GPi-DBS
制限		両側 GPi-DBS と BMT の RCT
選定概要		1 次スクリーニング後の 58 件から設定した PICO や選定基準に合致した 6 件を採用した。
アウトカム		運動症状・運動合併症への効果、体軸症状への影響効果、QOL への影響、非運動症状（認知・情動）、治療合併症・副作用

文 献

1) Follett KA, Weaver FM, Stern M, et al.: Pallidal versus subthalamic deep-brain stimulation for Parkinson's disease. *N Engl J Med* 362: 2077-2091, 2010
2) Rothlind JC, York MK, Carlson K, et al.: Neuropsychological changes following deep brain stimulation surgery for Parkinson's disease: comparisons of treatment at pallidal and subthalamic targets versus best medical therapy. *J Neurol Neurosurg Psychiatry* 86: 622-629, 2015
3) St George RJ, Carlson-Kuhta P, Burchiel KJ, Hogarth P, Frank N, Horak FB: The effects of subthalamic and pallidal deep brain stimulation on postural responses in patients with Parkinson disease. *J Neurosurg* 116: 1347-1356, 2012
4) Weaver FM, Follett K, Stern M, et al.: Bilateral deep brain stimulation vs best medical therapy for patients with advanced Parkinson disease: a randomized controlled trial. *Jama* 301: 63-73, 2009
5) Weaver FM, Follett KA, Stern M, et al.: Randomized trial of deep brain stimulation for Parkinson disease: thirty-six-month outcomes. *Neurology* 79: 55-65, 2012
6) Weintraub D, Duda JE, Carlson K, et al.: Suicide ideation and behaviours after STN and GPi DBS surgery for Parkinson's disease: results from a randomised, controlled trial. *J Neurol Neurosurg Psychiatry* 84: 1113-1118, 2013
7) Lang AE, Lozano AM, Montgomery E, Duff J, Tasker R, Hutchinson W: Posteroventral medial pallidotomy in advanced Parkinson's disease. *N Engl J Med* 337: 1036-1042, 1997
8) Kumar R, Lang AE, Rodriguez-Oroz MC, et al.: Deep brain stimulation of the globus pallidus pars interna in advanced Parkinson's disease. *Neurology* 55: S34-39, 2000
9) Obeso JA, Olanow CW, Rodriguez-Oroz MC, Krack P, Kumar R, Lang AE: Deep-brain stimulation of the subthalamic nucleus or the pars interna of the globus pallidus in Parkinson's disease. *N Engl J Med* 345: 956-963, 2001
10) Voon V, Krack P, Lang AE, et al.: A multicentre study on suicide outcomes following subthalamic stimulation for Parkinson's disease. *Brain* 131: 2720-2728, 2008
11) Berney A, Vingerhoets F, Perrin A, et al.: Effect on mood of subthalamic DBS for Parkinson's disease: a consecutive series of 24 patients. *Neurology* 59: 1427-1429, 2002
12) Sauerbier A, Loehrer P, Jost ST, et al.: Predictors of short-term impulsive and compulsive behaviour after subthalamic stimulation in Parkinson disease. *J Neurol Neurosurg Psychiatry* 92: 1313-1318, 2021
13) Southwell DG, Rutkowski MJ, San Luciano M, et al.: Before and after the veterans affairs cooperative program 468 study: Deep brain stimulator target selection for treatment of Parkinson's disease. *Parkinsonism Relat Disord* 48: 40-44, 2018
14) Odekerken VJ, van Laar T, Staal MJ, et al.: Subthalamic nucleus versus globus pallidus bilateral deep brain stimulation for advanced Parkinson's disease (NSTAPS study): a randomised controlled trial. *Lancet Neurol* 12: 37-44, 2013
15) Okun MS, Fernandez HH, Wu SS, et al.: Cognition and mood in Parkinson's disease in subthalamic nucleus versus globus pallidus interna deep brain stimulation: the COMPARE trial. *Ann Neurol* 65: 586-595, 2009
16) Rothlind JC, Cockshott RW, Starr PA, Marks WJ, Jr.: Neuropsychological performance following staged bilateral pallidal or subthalamic nucleus deep brain stimulation for Parkinson's disease. *J Int Neuropsychol Soc* 13: 68-79, 2007

略 語

BMT (best medical treatment): 最善の内科治療、UPDRS (unified Parkinson's disease rating scale): 統一パーキンソン病評価尺度、PDQ-39 (Parkinson's disease questionnaire-39): パーキンソン病質問票39項目

CQ 3 進行期パーキンソン病に対するDBSの標的として視床下核（STN）と淡蒼球内節（GPi）のどちらが推奨されるか？

推奨

- 進行期パーキンソン病患者の治療において抗パーキンソン病治療薬の減量効果を期待する場合はSTN-DBSを考慮し、また術前に認知機能の低下や情緒の不安定が認められる場合にはGPi-DBSを考慮することが望ましい。
  弱い推奨／エビデンスの強さ「弱い」（2C）（合意率：97.4%）

付帯事項

- なし

解説

　1990年代にそれまで行われていた淡蒼球破壊術の代わりにGPi-DBSを用いてパーキンソン病の運動症状が改善することが報告され[1]、DBSの有用性が認識されるようになった。さらにSTN-DBSによりパーキンソン病の運動症状が改善し[2]、さらにパーキンソン病治療薬を減量できることが報告されると[3]、STN-DBSは進行期パーキンソン病に対する治療法として普及した。STN-DBSとGPi-DBSの効果やリスクの違い[4-7]、またどちらを推奨するのかこれまでにも検討されてきた。本CQでは大規模な2つのRCTを基にシステマティックレビューを行い検討した。

・エビデンス評価

　PubMed、Cochrane Library、医学中央雑誌の3つのデータベースについて、パーキンソン病、淡蒼球内節、脳深部刺激療法、RCTに関するキーワードを用いて検索し、PubMedで20編、Cochrane Libraryで84編の論文が検出された。その後スクリーニングや本文内容を検討し、STN-DBSとGPi-DBSのRCTであるThe Veterans Affairs Cooperative study program（CSP）468研究[5]とThe Netherlands SubThalamic and Pallidal Stimulation（NSTAPS）研究[6]の2論文を対象とした。他にもSTNとGPiの比較を行った研究はあるが、PD study groupの研究はRCTではなく[4]、PD Surg trialはGPi-DBSの症例が少ないこと[8]、またCOMPARE trialは片側DBSでの比較[7]であることから、今回の対象から外れた。

　CSP468研究においてPDQ-39を用いたQOLの評価では、GPi-DBSの改善はSTN-DBSの改善をわずかに上回っていた（平均値差：-4.7点 [95%CI: -1.2, -8.2]）。PDQ-39のサブスコアの中で「メンタルヘルス」、「認知」はいずれもGPi-DBSで有意に改善した。（メンタルヘルス：-5.7点 [-1.2, -10.3]、認知：-4.6点 [-0.3, -8.9]）。またMattis Dementia Scaleを用いて患者の認知機能評価を行っ

たCSP468研究でも、DBS導入後6か月後ではGPi-DBSに比べSTN-DBSではわずかに悪化していた（2.2点 [0.4, 4.0]）。一方でNSTAPS研究ではALDSを用いて患者のADLを評価したが、薬効に応じた重みづけを行ったALDSのスコアではSTN-DBSとGPi-DBSの間では差を認めなかった。2つの研究を検討したメタ解析ではレボドパ換算薬用量はGPi-DBSに比してSTN-DBSで有意に減量されていた（309.9 [132.2, 487.5]）。

運動症状の改善については2つの研究間でUPDRS partⅡ、刺激オン・内服オン時のUPDRS partⅢ、刺激オン・内服オフ時のUPDRS partⅢのいずれもSTN-DBSとGPi-DBS間に有意差を認めなかった。これは研究間の異質性が強いことが原因とされる。またCSP468研究で行われたジスキネジアを含む運動障害合併症に関するUPDRS partⅣについては、両群間での差は認めなかった。

術後合併症については感染、脳梗塞、頭蓋内出血などの外科的治療に関する合併症はいずれも頻度が少なく（感染：STN-DBS 6.2%、GPi-DBS 6.5%；脳梗塞：STN-DBS 1.4%、GPi-DBS 0%、頭蓋内出血：STN-DBS 0.5%、GPi-DBS 0.5%）、両群間に有意差はなかった。術後の体軸症状や構音障害、認知、情動についても両群間で有意差は認められなかった。

・益と害のバランス評価

STN-DBS、GPi-DBSにいずれにおいても手術によるQOL、ADL、運動症状の改善は明らかである。一方で術後の合併症の頻度はどちらも多いものではない。

・推奨内容に至った経緯

STN-DBSとGPi-DBSの違いを直接比較する目的で行われたRCTは4つ報告されている[5-8]。そのうち大規模で詳細な検討と長期効果も報告している研究はCSP468[5]とNSTAP[6]の2つである。これらのメタ解析ではSTN-DBSとGPi-DBSの運動症状改善効果に有意差は認められなかったが、STN-DBSではレボドパ換算用量の薬剤減量効果、GPi-DBSでは抑うつ、認知機能への影響の少なさが有意差もって認められた。しかしながら、両研究間の異質性も大きいため、弱い推奨とした。

文献検索の概要

対象期間		2023年4月まで
データベース		PubMed、Cochrane Library、医中誌Web
検索語	P	Parkinson's disease
	I/C	STN-DBS、GPi-DBS
制限		RCTを対象とし症例報告や総説は除く。
選定概要		設定したPICOや選定基準に合致した2件を採用した。
アウトカム		QOL、ADL、UPDRS part III・part IV、運動合併症、有害事象など。

文 献

1) Siegfried J, Lippitz B: Bilateral chronic electrostimulation of ventroposterolateral pallidum: a new therapeutic approach for alleviating all parkinsonian symptoms. *Neurosurgery* 35: 1126-1129: discussion 1129-1130, 1994
2) Limousin P, Pollak P, Benazzouz A, et al.: Effect of parkinsonian signs and symptoms of bilateral subthalamic nucleus stimulation. *Lancet* 345: 91-95, 1995
3) Limousin P, Krack P, Pollak P, et al.: Electrical stimulation of the subthalamic nucleus in advanced Parkinson's disease. *N Engl J Med* 339: 1105-1111, 1998
4) Obeso JA, Olanow CW, Rodriguez-Oroz MC, Krack P, Kumar R, Lang AE: Deep-brain stimulation of the subthalamic nucleus or the pars interna of the globus pallidus in Parkinson's disease. *N Engl J Med* 345: 956-963, 2001
5) Follett KA, Weaver FM, Stern M, et al.: Pallidal versus subthalamic deep-brain stimulation for Parkinson's disease. *N Engl J Med* 362: 2077-2091, 2010
6) Odekerken VJ, van Laar T, Staal MJ, et al.: Subthalamic nucleus versus globus pallidus bilateral deep brain stimulation for advanced Parkinson's disease (NSTAPS study): a randomised controlled trial. *Lancet Neurol* 12: 37-44, 2013
7) Okun MS, Fernandez HH, Wu SS, et al.: Cognition and mood in Parkinson's disease in subthalamic nucleus versus globus pallidus interna deep brain stimulation: the COMPARE trial. *Ann Neurol* 65: 586-595, 2009
8) Williams A, Gill S, Varma T, et al.: Deep brain stimulation plus best medical therapy versus best medical therapy alone for advanced Parkinson's disease (PD SURG trial): a randomised, open-label trial. *Lancet Neurol* 9: 581-591, 2010

略 語

PDQ-39 (Parkinson's disease questionnaire-39): パーキンソン病質問票39項目、ALDS (academic medical center linear disability scale): AMC障害尺度、UPDRS (unified Parkinson's disease rating scale): 統一パーキンソン病評価尺度

CQ 4　進行期パーキンソン病に対して破壊術を行うことが推奨されるか？

推　奨

(1) 高周波破壊術（RF）

- 振戦優位型パーキンソン病の薬剤抵抗性振戦に対して、高周波による片側視床破壊術を行うことを提案する。
  弱い推奨／エビデンスの強さ「非常に弱い」（2D）（合意率：89.7%）

- 薬物治療など標準的な治療に抵抗性の進行期パーキンソン病に対して、脳深部刺激療法などのデバイス治療が困難な場合、高周波による片側淡蒼球破壊術を行うことを提案する。
  弱い推奨／エビデンスの強さ「弱」（2C）（合意率：97.4%）

- 薬物治療など標準的な治療に抵抗性の進行期パーキンソン病に対して、高周波による片側視床下核破壊術を行うことに明確な推奨はない。
  推奨なし／エビデンスの強さ「非常に弱い」（D）（合意率：82.5%）

(2) MRガイド下集束超音波による破壊術（MRgFUS）

- 振戦優位型パーキンソン病の薬剤抵抗性振戦に対して、MRgFUSによる片側視床破壊術を行うことを提案する。
  弱い推奨／エビデンスの強さ「弱」（2C）（合意率：97.4%）

- 薬物治療など標準的な治療に抵抗性の進行期パーキンソン病に対して、薬剤性不随意運動があり脳深部刺激術や高周波による片側淡蒼球破壊術など他の手術方法が行えない場合、MRgFUSによる片側淡蒼球破壊術を行うことを提案する。
  弱い推奨／エビデンスの強さ「弱」（2C）（合意率：87.5%）

- 薬物治療など標準的な治療に抵抗性の進行期パーキンソン病に対して、MRgFUSによる片側視床下核破壊術を行うことに明確な推奨はない。
  推奨なし／エビデンスの強さ「非常に弱い」（D）

- 薬物治療など標準的な治療に抵抗性の進行期パーキンソン病に対して、MRgFUSによる片側淡蒼球視床路破壊術を行うことに明確な推奨はない。
  推奨なし／エビデンスの強さ「非常に弱い」（D）

付帯事項

- ガイドライン作成時には、MRgFUSによる視床下核破壊術と淡蒼球視床路破壊術は薬事承認されていない。

解 説

　本CQでは対象となる手術手段が高周波破壊術（RF）とMRガイド下集束超音波による破壊術（MRgFUS）の二つである。また治療ターゲットとしてはGPi、Vim、STN、淡蒼球視床路が挙げられる。本稿ではそれぞれのモダリティ及びターゲットに分けて解説する。なお本稿の検討は全て片側手術を対象としている。

（1）高周波破壊術（RF）
・高周波視床破壊術（RF-thalamotomy）

　この方法は振戦優位のパーキンソン病患者の治療に使用されてきたが、そのほとんどは片側で行われてきた。両側は患者の40％に構音障害が生じるという欠点があったため[1]、両側手術はあまり行われない。Vim手術の多くはDBSやMRgFUSが行われているが、デバイスが繰り返し感染する患者などDBSが継続できない場合、DBSによる治療を希望しない場合や頭蓋骨密度比が低くMRgFUSの対象とならない場合には重要な治療法の一つになる。

　これまで薬物療法を対照としたRF-thalamotomyのRCTは報告されていない。症例シリーズ研究は数多く報告されているが、そのほとんどは現在行われていない脳室造影を用いての手術報告である。このためMRIを用いて行ったものを対象とし、条件に合致した3件であった[2-4]。報告は全て手術前後の比較を行ったケースシリーズでメタ解析の対象患者は93例で、観察期間は3-6か月であった。

　QOLやADLは評価されていなかった。振戦症状（UPDRS part 3 項目20+21の合計）は術後有意にスコアが改善した（-3.49ポイント [-3.71, -3.27]）。対象論文のうち2件では筋強剛について評価されており、術後に有意にスコアが改善した（-1.71ポイント [-1.97, -1.45]）。体軸症状、非運動症状について記載はなかった。認知機能低下について1件で記載があり、23例中2例（8.7％）に認められた。ただこの論文では認知機能低下の内容や程度についての記載はなかった。精神症状についても記載はなかった。手術による重篤な手術関連合併症は93例中17例（18.3％）で生じた。その内容は顔面麻痺1例、下肢脱力1例、下肢失行1例、構音障害8例、バランス障害7例、肢失調1例であった（重複例を含む）。

　振戦抑制効果は強く有効性は高い。手術関連合併症も少なく、DBSやMRgFUSと比較しても多くはない。以上から益が害を優っていると考える。ただ少数の症例シリーズしか報告されておらず、エビデンスの強さは非常に低い。手術合併症が生じる可能性があるが、古くから多数例に実施されてきており、振戦と筋強剛を軽減することから弱い推奨とした。

・高周波淡蒼球破壊術（RF-pallidotomy）

　Leksellらが淡蒼球破壊術の有効性を報告し[5]、後腹側淡蒼球破壊術が様々なパーキンソン病の症状に効果があることをLeitinenが再認識させる報告をし[6]、それ以後、国内でも多くの施設で淡蒼球破壊術が行われた。現在基本的にはDBSによる淡蒼球手術が行われているが、様々な理由でDBSが行えない症例では、淡蒼球破壊術は今でも重要な治療オプションである。

　これまで薬物療法を対象とした群（対照群）とRF-pallidotomyを行った群（介入群）を比較した

RCTが2件、合計36症例の報告がなされている[7,8]。ともに観察期間は6か月であった。QOL（PDQL）は1つの研究で報告されており、PDQLは改善していた（平均値差：-20.0 [95%CI: -33.67, -3.33]）。介入群はoff時のADL（UPDRS part 2：-10.84ポイント [-14.66, -7.01]）と運動症状スコア（UPDRS part 3：-14.52ポイント [-22.03, -8.80]）を改善し、運動合併症を減少した（UPDRS part 4：-4.60ポイント [-6.32, -2.28]）。H&Y stageではon及びoff時ともに有意にスコアは改善した（off時：-0.90ポイント、[-1.45, -0.35]；on時；-0.50ポイント、[-0.95, -0.05]）。歩行は改善しなかった。非運動症状と認知機能に関して記載はなかった。また、うつ症状に対する影響がないことが示唆された。対照群では重篤な合併症は報告されていないが介入群では36名中5名（13.5％）に生じていた。その内容は皮質下出血に伴う言語障害1例、精神症状の発現1例、嚥下障害をきたした1例、症候性てんかん2例であった。

　介入群は対照群と比較して運動症状などの改善には有効であるが、考慮すべき手術関連合併症も見られる。非盲検RCTが2件であることから弱い推奨とした。

・高周波視床下核破壊術（RF-subthalamotomy）

　視床下核をターゲットとした治療のほとんどはDBSで行われている。ただ薬物減量を必要とするが、繰り返す感染などの理由でDBSが行えない場合、視床下核や視床腹側に対する高周波破壊術を行うといった選択肢が考えられる。

　これまで薬物療法と比較したRF-subthalamotomyのRCTは報告されていない。観察研究は6件報告されており、全て標的は視床下核であり、手術前後の比較を行った症例シリーズである[9-14]。この6件のうちデータが抽出できない、または症例が重複している4件を除いた2件でメタ解析を行った[11,13]。対象患者は合計23例であった。観察期間はそれぞれ最長18か月と24か月であったが、両報告からデータを抽出できる12か月で検討した。QOL評価は報告されていなかったが、ADL（UPDRS part 2）はoff時でスコアが改善していた（-8.19ポイント [-13.1, -3.27]）。運動症状（UPDRS part 3）はon時ではスコアの改善は見られなかったが、off時ではスコアが改善していた（-11.26ポイント [-19.96, -2.56]）。運動合併症（UPDRS part 4）では、ジスキネジア（項目32～35）のスコアは有意に改善した（-4.55ポイント [-5.8, -3.3]）。運動症状の日内変動（項目36～39）はスコアが有意に改善した（-2.35ポイント [-3.48, -1.23]）。またレボドパ換算用量（LED）は減少した（-247.64 mg [-425.47, -69.82]）。体軸症状に関しては歩行のスコアは改善していなかった。しかし姿勢安定性ではoff時においてスコアが改善した（-1.11ポイント [-1.59, -0.62]）。非運動症状について記載はなかった。認知機能は採用論文中1編に報告があり有意に悪化したと記載があるが、その内容についての詳細な記載はなかった。また精神症状について記載は見られなかった。重篤な手術関連合併症は4名報告があり、その内容はバリスムを合併し誤嚥性肺炎による敗血症で死亡が1名ドパ誘発性不随意運動症を生じたため対側DBSを行った1名、無症候性脳内出血1名、痙攣発作1名であった。

　術後に薬剤を減量でき症状が改善するが、手術関連合併症は重篤なものもあり追加手術を必要とした症例もあった。採用された文献が観察研究で症例数が少ないことからも推奨の判断はできないと考えられる。

(2) MRガイド下集束超音波による破壊術（MRgFUS）

・MRガイド下集束超音波による視床破壊術（MRgFUS-thalamotomy）

　パーキンソン病患者のQOLを改善させることは治療を行うにあたり重要なゴールである。健康関連QOLの低下因子として疲労、疼痛、抑うつ、無気力など非運動症状に注目が集まるが、運動症状で最も相関しているのは振戦との報告がある[15]。このためパーキンソン病患者、特に振戦優位型に対する振戦治療は重要でMRgFUSは侵襲少なく行える手法と考えられる。

　これまでシャム手術をおこなった薬物療法群（sham群）をコントロールとしたMRgFUS-thalamotomyのRCTは1件報告されている[16]。この1件の報告は術後3か月後の時点での評価で、1年以上経過してのシャム群と比較したRCTはない。対象患者はMRgFUS-thalamotomy群（介入群）20例とシャム群（対照群）7例であった。なお比較したのは各スコアのベースラインからの変化量であった。

　QOLは両群間に差はないが、ADL（CRST part C）は対照群と比較して介入群で有意にスコア変化量が低下した（-4.5ポイント[-8.83, -0.17]）。治療側の振戦（CRST Part A + B；-5.0ポイント[-8.79, -1.21]）と安静時振戦（UPDRS part 3項目20；-1.5ポイント[-2.61, -0.39]）は対照群に比べ、介入群のほうがスコアは改善したが、姿勢時及び動作時振戦は対照群と差はなかった。振戦臨床評価尺度（total CRST；-15.0ポイント[-27.28, -2.72]）とUPDRSの合計（total UPDRS；-11.0ポイント[-20.3, -1.7]）でも対照群と比べ介入群でスコアが改善したが、運動症状（UPDRS part 3）では有意差はなかった。体軸症状、非運動症状、認知機能について記載はなかった。精神症状はうつ症状が評価されており両群間で差はなかった。なお両群で重篤な有害事象はなかった。MRIまたは超音波照射に関連するものは全て一過性で発生頻度は両群間で有意差はなかった。視床破壊術関連の永続的有害事象は8例でバランス障害1例、運動麻痺2例、口舌顔面感覚異常4例、手指感覚異常1例であった。

　振戦抑制によるQOLの改善は見られないもののADLは介入群で改善が示唆される。またCRSTは介入群で有意に改善しており治療による益は大きい。うつ症状への影響もなく、手術合併症は軽度なものが多く害は少ないと考える。益と害のバランスを考慮し、益が害を優っていると考える。ただ研究対象患者数が少ないので条件のない弱い推奨とした。

・MRガイド下集束超音波による淡蒼球破壊術（MRgFUS-pallidotomy）

　現在、基本的には淡蒼球をターゲットとした手術はDBSが行われているが、DBSが行えない場合、高周波破壊術も行われている。しかし、両手術法とも穿頭術であり、頭蓋内出血や感染症のリスクがある。MRgFUSはそれらのリスクを低減できる可能性があり重要な治療選択肢となる。

　これまでシャム手術（対照群）を対照としたMRgFUS-pallidotomy（介入群）のRCTは1件報告されている[17]。この1件の報告は術後3か月後の時点での評価で介入群68例、シャム手術群24例であった。また53例については12か月後までクロスオーバーして経過を追っていた。この研究の対象はドパ誘発性不随意運動の合併や症状の非対称性を条件とせず、軽度の運動症状の日内変動を有する患者としており、次に示すMRgFUSによる片側視床下核破壊術のRCTと異なり手術適応範囲が広いことに注意を要する。QOLについては検討されていない。ADL（MDS-UPDRS part 2）は評価されているが、両群間で有意差はなかった。運動症状（MDS-UPDRS part 3）はoff

時にスコアが改善し（-4.5 ポイント [-8.34, -0.66]）、運動合併症（MDS-UPDRS part 4）も介入群で有意にスコアが減少した（-4.8 ポイント [-6.23, -3.37]）。なお本研究の主要評価項目である術後3か月後の治療反応患者割合は介入群で有意に高かった（介入群：69.2%、対照群：：31.8%、リスク差：37% [16%, 60%]）。またクロスオーバーして12か月後まで経過を追った53例中37例（69.8％）で治療反応性が維持されていた。体軸症状、非運動症状、認知機能、精神症状については記載がなかった。手術関連合併症は介入群で4件（中等度構音障害1例、顔面麻痺1例、視野障害1例、詳細記載なし1例）であった。

ADL改善に両群間で差はないものの運動症状や運動合併症は介入群のほうが改善することが示唆される。手術手技関連合併症は軽度で高周波破壊術と比べ安全性は高い。現時点では他の治療が行えず薬剤性不随意運動が顕著な場合、次善の選択肢と考えられる。

・MRガイド下集束超音波による視床下核破壊術（MRgFUS-subthalamotomy）

古典的な動物実験[18]や高周波熱凝固法による臨床経験[10]から、視床下核および視床腹部破壊術がパーキンソン病の運動機能を改善できることが示されており有益性を示す可能性があると考えられる。これまで視床下核はDBSの良いターゲットであったが、禁忌や様々な併存疾患によりDBSが行えない場合がある。MRgFUS-subthalamotomyは穿頭や電極留置によるリスクを低減でき、有効な代替手段になる可能性がある。

これまでシャム手術（対照群）を対照としたMRgFUS-subthalamootmy（介入群）のRCTは1件報告されている[19]。この1件の報告は視床下核を標的とした報告で術後4ヶ月時点での評価であった。本報告の研究対象は症状が非対称で比較的年齢が若く（56.6±9.3歳）罹患期間の短い（5.6±2.5年）患者であった。そのため患者選択にバイアスがかかっておりその結果の解釈には注意が必要である。QOL（PDQ-39；平均値差：-5.8 ポイント [-11.07, -0.53]）やADL（MDS-UPDRS part 2；-5.5 ポイント [-8.46, -2.54]）は対照群と比べ介入群で有意にスコアが改善した。運動症状（MDS-UPDRS part 3）でもoff時（-8.1 ポイント [-10.01, -6.19]）及びon時（-6.3 [-7.50, -5.10]）ともに対照群と比べスコアが改善した。運動症状合併症（MDS-UPDRS part 4）は対照群と比べMRgFUS-subthalamotomy群でスコアが減少した（-2.3 ポイント [-4.01, -0.59]）。またLEDも対照群と比べ介入群で有意に減少した（-117.0 mg [-209.36, -24.64]）。体軸症状、非運動症状、認知機能および精神症状について記載はなかった。手術関連有害事象は舞踏症3例、新規不随意運動症1例、運動麻痺は2例、顔面運動麻痺は1例、構音障害3例、歩行障害2例、体重増加1例見られた。ただ発症患者症例の重複に関して記載がなかった。また頭痛（介入群：19%、対照群：46%）、眩暈（介入群：48%、:対照群：15%）や嘔気（介入群：26%、対照群：15%）などの超音波照射による手技関連の副作用は介入群でやや多かったがこれらの症状は手技後に消失した。

介入群の長期効果についてはRCTがないが、前述したRCTを含むopen-label studyがある[20]。この報告は術後3年での評価であるが運動症状の改善は維持されていたが、QOL、ADL、運動合併症及びLEDは術前と同等であった。

介入群は対照群と比較しQOLやADLでの改善が示唆され、治療は有益と考えられる。重篤な合併症は介入群では対照群と比べても多くなく、害は大きく増加しないと考えられる。益と害のバランスでは益が害を優ると考えられる。またopen-label studyではあるものの長期にも効果が持続

していたと報告もあることから益は大きい。しかし対象となった患者が非対称性のPD患者であることからエビデンスレベルは非常に弱いと考えられる。なお現時点で保険収載されていないことから推奨なしとした。

・MRガイド下集束超音波による片側淡蒼球視床路破壊術（MRgFUS-PTT）

　パーキンソン病に対する定位機能手術の歴史は古く、1940年代には淡蒼球視床路（PTT）を治療ターゲットとした手術が行われた。しかし手術精度等の問題から様々な合併症が起こり他の部位に手術ターゲットが移っていった。近年、PTTの解剖学的な理解が深まり[21]、MRgFUSなどによる手術精度の向上から新たなパーキンソン病の外科治療のターゲットとして注目が集まっている[22]。

　これまでMRgFUS-PTTのRCTは報告されていない。観察研究は3件報告されており、全て症例シリーズである[22-24]。この3件のうち1件はMDS-UPDRSで[23]、他2件はUPDRSで評価していた[22,24]。対象患者はMDS-UPDRS評価症例10例、UPDRS評価症例65例で、評価時期は術後12か月である。QOL（WHOQOL-BREF項目1；-0.70ポイント[-1.18, -0.02]）とADL（UPDRS part 2；-6.40ポイント[-11.92, -0.88]）は有意にスコアが改善した。運動症状はoff時でスコアが改善した（UPDRS part 3；-14.03ポイント[-17.81, -10.25]）。ジスキネジアのスコアは有意に減少し（MDS-UPDRS part 4項目1-2；-4.00ポイント[-4.31, -3.69]）、ジストニアのスコアも同様に有意に減少した（MDS-UPDRS part 4項目6；-2.20ポイント[-2.48, -1.92]）。なおLEDは術後減少したが、統計学的に有意ではなかった。体軸症状については歩行（MDS-UPDRS part 3項目10-11；-0.79ポイント[-1.31, -0.27]）と姿勢安定性（MDS-UPDRS part 3項目12～13；-1.11ポイント[-1.59, -0.62]）がoff時に有意に術後スコアが改善した。非運動症状について記載はなかった。認知機能はMMSEとMoCAでの評価があり、ともに有意な変化はなかった。精神症状については、うつ及び不安が検討されており、術後に有意なスコアの改善を認めた（HADS；-3.20ポイント[-6.05, -0.36]）。重篤な有害事象に手術関連はなかったが、非手術関連で3件認められた（股関節骨折1例、慢性硬膜下血腫1例、腸閉塞による死亡1例）。術後12か月後の評価では小声11例、構音障害6例と音声機能障害が多かった。その他、疲労感1例やレボドパへの反応性低下3例も見られた。

　MRgFUS-PTTのQOL、ADL及び運動症状の改善効果は認められ、治療による益は高い可能性が示唆される。手術関連の重篤な有害事象の報告はない。ただし小声や構音障害の頻度が有意に高く、日常生活に影響を与える可能性がある。また認知機能障害について検査項目が少なくどの程度の影響があるか不明である。益と害のバランスから益が優ってはいるものの害の評価が十分ではないことからエビデンスレベルは非常に低い。また現時点で保険収載されていないことから明確な推奨はない。

文献検索の概要

対象期間	無制限
データベース	PubMed、Cochrane Library、医中誌 Web (RF-thalamotomy、RF-subthalamotomy、FUS-PTT は、PubMed のみ)
検索語 P	Parkinson's disease
I/C	thalamotomy、pallidotomy、subthalamotomy、pallidothalamic tract、radiofrequency lesioning、FUS
制限	RCT を対象とした。ただし RCT がない場合は、症例シリーズを採用した。 ただし RF-thalamotomy については、MRI を手術に使用しているものを対象とした。
選定概要	設定した PICO や選定基準に合致した採用件数は以下の通り。 RF-thalamotomy：症例シリーズ 2 件と非盲検 RCT 1 件 RF-pallidotomy：RCT 2 件 RF-subthalamotomy：症例シリーズ 2 件 MRgFUS-thalamotomy：RCT 1 件 MRgFUS-pallidotomy：RCT 1 件 MRgFUS-subthalamotomy：RCT 1 件 MRgFUS-PTT：症例シリーズ 3 件
アウトカム	QOL、ADL、運動症状、運動合併症、体軸症状、非運動症状、精神症状、併発症

文献

1) Alomar S, King NK, Tam J, Bari AA, Hamani C, Lozano AM: Speech and language adverse effects after thalamotomy and deep brain stimulation in patients with movement disorders: A meta-analysis. *Mov Disord* 32: 53-63, 2017
2) Meneses MS, Arruda WO, Hunhevicz SC, Ramina R, Pedrozo AA, Tsubouchi MH: Comparison of MRI-guided and ventriculography-based stereotactic surgery for Parkinson's disease. *Arq Neuropsiquiatr* 55: 547-552, 1997
3) Schuurman PR, Bosch DA, Bossuyt PM, et al.: A comparison of continuous thalamic stimulation and thalamotomy for suppression of severe tremor. *N Engl J Med* 342: 461-468, 2000
4) Valálik I, Sági S, Solymosi D, Julow J: CT-guided unilateral thalamotomy with macroelectrode mapping for the treatment of Parkinson's disease. *Acta Neurochir (Wien)* 143: 1019-1030, 2001
5) Svennilson E TA, Lowe R, Leksell L: Treatment of parkinsonism by stereotactic thermolesions in the pallidal region. A clinical evaluation of 81 cases. Acta *Psychiatr Scand* 35: 358-377, 1960
6) Laitinen LV, Bergenheim AT, Hariz MI: Ventroposterolateral pallidotomy can abolish all parkinsonian symptoms. *Stereotact Funct Neurosurg* 58: 14-21, 1992
7) de Bie RM, de Haan RJ, Nijssen PC, et al.: Unilateral pallidotomy in Parkinson's disease: a randomised, single-blind, multicentre trial. *Lancet* 354: 1665-1669, 1999
8) Vitek JL BR, Bakay RA Freeman A, et al.: Randomized trial of pallidotomy versus medical therapy for Parkinson's disease. *Ann Neurol* 53: 558-569, 2003
9) Alvarez L, Macias R, Guridi J, et al.: Dorsal subthalamotomy for Parkinson's disease. *Mov Disord* 16: 72-78, 2001
10) Alvarez L, Macias R, Pavón N, et al.: Therapeutic efficacy of unilateral subthalamotomy in Parkinson's disease: results in 89 patients followed for up to 36 months. *J Neurol Neurosurg Psychiatry* 80: 979-985, 2009
11) Patel NK, Heywood P, O'Sullivan K, McCarter R, Love S, Gill SS: Unilateral subthalamotomy in the treatment of Parkinson's disease. *Brain* 126: 1136-1145, 2003
12) Su PC, Tseng HM, Liu HM, Yen RF, Liou HH: Subthalamotomy for advanced Parkinson disease. *J Neurosurg* 97: 598-606, 2002
13) Su PC, Tseng HM, Liu HM, Yen RF, Liou HH: Treatment of advanced Parkinson's disease by subthalamotomy: one-year results. *Mov Disord* 18: 531-538, 2003
14) Ricardo Y, Pavon N, Alvarez L, et al.: Long-term effect of unilateral subthalamotomy for Parkinson's disease. *J Neurol Neurosurg Psychiatry* 90: 1380-1381, 2019

15) Skorvanek M, Martinez-Martin P, Kovacs N, et al.: Relationship between the MDS-UPDRS and Quality of Life: A large multicenter study of 3206 patients. *Parkinsonism Relat Disord* 52: 83-89, 2018
16) Bond AE, Shah BB, Huss DS, et al.: Safety and Efficacy of Focused Ultrasound Thalamotomy for Patients With Medication-Refractory, Tremor-Dominant Parkinson Disease: A Randomized Clinical Trial. *JAMA Neurol* 74: 1412-1418, 2017
17) Krishna V, Fishman PS, Eisenberg HM, et al.: Trial of Globus Pallidus Focused Ultrasound Ablation in Parkinson's Disease. *N Engl J Med* 388: 683-693, 2023
18) Bergman H, Wichmann T, DeLong MR: Reversal of experimental parkinsonism by lesions of the subthalamic nucleus. *Science* 249: 1436-1438, 1990
19) Martínez-Fernández R, Máñez-Miró JU, Rodríguez-Rojas R, et al.: Randomized Trial of Focused Ultrasound Subthalamotomy for Parkinson's Disease. *N Engl J Med* 383: 2501-2513, 2020
20) Martínez-Fernández R, Natera-Villalba E, Máñez-Miró JU, et al.: Prospective Long-term Follow-up of Focused Ultrasound Unilateral Subthalamotomy for Parkinson Disease. *Neurology* 100: e1395-e1405, 2023
21) Gallay MN, Jeanmonod D, Liu J, Morel A: Human pallidothalamic and cerebellothalamic tracts: anatomical basis for functional stereotactic neurosurgery. *Brain Struct Funct* 212: 443-463, 2008
22) Gallay MN, Moser D, Jeanmonod D: Safety and accuracy of incisionless transcranial MR-guided focused ultrasound functional neurosurgery: single-center experience with 253 targets in 180 treatments. *J Neurosurg* 130: 1234-1243, 2018
23) Horisawa S, Fukui A, Yamahata H, et al.: Unilateral pallidothalamic tractotomy for akinetic-rigid Parkinson's disease: a prospective open-label study. *J Neurosurg* 135: 799-805, 2021
24) Magara A, Bühler R, Moser D, Kowalski M, Pourtehrani P, Jeanmonod D: First experience with MR-guided focused ultrasound in the treatment of Parkinson's disease. *J Ther Ultrasound* 2: 11, 2014

略　語

thalamotomy: 視床破壊術、UPDRS (unified Parkinson's disease rating scale): 統一パーキンソン病評価尺度、pallidotomy: 淡蒼球破壊術、PDQL (Parkinson's disease quality of life questionnaire): パーキンソン病生活の質アンケート、H&Y stage (Hoehn & Yahr stage): ホーン＆ヤールの重症度分類、subthalamotomy: 視床腹側破壊術・視床下核破壊術、LED (levodopa equivalent dose): レボドパ換算用量、CRST (clinical rating scale for tremor): 振戦臨床評価尺度、MDS-UPDRS (movement disorders society unified Parkinson disease rating scale): パーキンソン病・運動障害疾患学会統一パーキンソン病評価尺度、PTT (pallidothalamic tractotomy): 淡蒼球視床路破壊術、MMSE (mini-mental state examination): ミニメンタルステート検査、MoCA (Montreal cognitive assessment): モントリオール認知機能検査、HADS (hospital anxiety and depression scale): 病院不安抑うつ尺度

Question 1
Closed-loop DBSはパーキンソン病に有効か？

回 答
- 現時点では、従来のDBSと比較して、パーキンソン病に有効と示されていない。

付帯事項
- なし

解 説

　進行期パーキンソン病患者の多くではドパミン血中濃度が安定しなくなり、運動機能の日内変動やジスキネジアを呈すようになる。日内変動やジスキネジアを改善するために、大脳基底核に植え込まれた電極で測定された脳波（LFP）などの生体信号をバイオマーカーとしてDBSにフィードバックする試みが行われている。フィードバックが与えられたDBSはclosed-loop DBSやadaptive DBSなどと呼称される。2013年にはLittleらが8名のSTNのDBS手術を受けたパーキンソン病患者にclosed-loop DBSを行い、臨床効果を評価している。評価には刺激側と反対の上肢についてUPDRSの運動に関する小項目（20、22、23番：寡動、固縮、振戦）を用い、刺激オフ・薬剤オフの状態とclosed-loop DBSを行った状態を比較すると、非盲検化評価で66.2％、盲検化したビデオ評価で49.7％の改善を認めたのに対して、従来のDBSでは非盲検化評価で54.3％（p=0.028）、盲検化評価で30.5％（p=0.007）しか改善しなかったと報告している[1]。2020年にはLittleらは、closed-loop DBSと従来のDBSを盲検化比較した5つの研究をレビューしている。薬剤オフ時の運動症状について、closed-loop DBSのほうが勝っている可能性はあるが、改善率は約0％から40％と幅があった。これらの研究全てで従来のDBSもclosed-loop DBSと同様の条件、つまり左右それぞれのリードについた4つのコンタクトのうちの真ん中の2つのどちらかまたは両方を単極刺激する条件で刺激したため、実臨床では従来の刺激はもう少し良いかもしれないというバイアスリスクがあると報告している。またclosed-loop DBSと刺激オフ・薬剤オフの状態を比較した6つの研究では、改善率の中央値は約35％だったが、従来のDBSを盲検下に評価した場合の改善率と変わらないとも報告している[2]。以上から現時点ではパーキンソン病にclosed-loop DBSが従来のDBSと比較して有効と示す十分なエビデンスはないと考える。他にclosed-loop DBSのメリットとして、臨床症状の改善だけでなく、消費電力面を節約できる可能性も挙げられる。バイオマーカーには、STNで測定されたLFPのβ帯域のピークのパワースペクトル密度（PSD）が最も単純な指標として用いられる[3]。他にも位相振幅カップリング（PAC）などが候補に挙がっている[4]。Closed-loop DBSの精度を上げるため、大脳基底核に植え込まれた電極からのLFPだけでなく、運動野の皮質脳波を用いたり[5]、ウェアラブルウォッチからのシグナルを用いる方法も試されてい

る[6]。海外では多施設でのプラセボ対照比較研究のプロトコルがすでに公開されており、今後正確な臨床効果が示されることが期待される[7,8]。

文献検索の概要

対 象 期 間		2000年〜2023年
データベース		PubMed
検 索 語	P	Parkinson's disease
	I/C	closed-loop DBS
制　　　　限		原著論文、総説
選 定 概 要		143件からclosed-loop DBSの臨床効果について述べた総説1件と、その総説で引用されていた原著論文5件、進行中のプロトコル論文2件を採用した。

文 献

1) Little S, Pogosyan A, Neal S, et al.: Adaptive deep brain stimulation in advanced Parkinson disease. *Ann Neurol* 74: 449-57, 2013
2) Little S, Brown P: Debugging Adaptive Deep Brain Stimulation for Parkinson's Disease. *Mov Disord* 35: 555-61, 2020
3) Little S, Beudel M, Zrinzo L, et al.: Bilateral adaptive deep brain stimulation is effective in Parkinson's disease. *J Neurol Neurosurg Psychiatry* 87: 717-721, 2016
4) Yang AI., Vanegas N, Lungu C, Zaghloul KA: Beta-Coupled High-Frequency Activity and Beta-Locked Neuronal Spiking in the Subthalamic Nucleus of Parkinson's Disease. *J Neurosci* 34: 12816-12827, 2014
5) Swann NC, Hemptinne CD, Thompson MC, et al.: Adaptive deep brain stimulation for Parkinson's disease using motor cortex sensing. *J Neural Eng* 15: 046006, 2018
6) Malekmohammadi M, Herron J, Velisar A, et al.: Kinematic Adaptive Deep Brain Stimulation for Resting Tremor in Parkinson's Disease. *Mov Disord* 31: 426-428, 2016
7) Piña-Fuentes D, Beudel M, Little S, et al.: Adaptive deep brain stimulation as advanced Parkinson's disease treatment (ADAPT study): protocol for a pseudo-randomised clinical study. *BMJ Open* 9: e029652, 2019
8) Marceglia S, Conti C, Svanidze O, et al.: Double-blind cross-over pilot trial protocol to evaluate the safety and preliminary efficacy of long-term adaptive deep brain stimulation in patients with Parkinson's disease. *BMJ Open* 12: e049955, 2022

略 語

LFP (local field potential): 局所電場電位、UPDRS (unified Parkinson's disease rating scale): 統一パーキンソン病評価尺度、PSD (power spectral density): パワースペクトル密度、PAC (phase-amplitude coupling): 位相振幅カップリング

Question 2
Directional DBSはパーキンソン病に有効か?

回答
- パーキンソン病に対するDBSにおいて、ディレクショナルリードの使用は刺激誘発性の有害事象減少に有用な可能性がある。

付帯事項
- STN-DBS、Vim-DBSに関する報告はあるが、GPi-DBSに関する報告はない。また、いずれの標的についてもRCTはない。

解説

　DBS治療に用いる脳内留置リードの先端には長さ1.5 mmの筒状の電極が4個から8個配置されている。リード上のリング状の電極に対し、リング状の電極を3方向に分割配置した電極をもつリードをディレクショナルリードとよぶ。ディレクショナルリード上に分割配置された電極を用いるディレクショナル設定を使用すると、リード留置の僅かなずれを刺激条件により補うことができる。またSTNは長径が5〜7 mmと小さく、周辺構造への刺激波及により、刺激誘発性の有害事象を招き、十分な刺激強度を設定できない場合がある。

　ディレクショナル設定を行うと、従来の刺激設定より低電流値で刺激効果が得られる可能性があり、また有害事象を回避しながらより高電流値を用いて治療域を拡大できる可能性がある[1-7]。減薬効果に関しては、従来設定と比較して差はみられないとの報告や[8]、レボドパ換算容量で10.3%の減薬が図れたとの報告がある[9]。

　長期効果では、従来設定とディレクショナル設定の間に有意差は見られないが、ディレクショナル設定で治療域が拡大することから、長期的にはディレクショナル設定を選択した場合が多かったとの報告がある[6,8,10]。また従来設定で良好な経過を得ていた症例でも、ディレクショナル設定への変更でさらに治療効果が向上したいう報告もみられた[11]。

　Vim-DBSでもSTN-DBSと同様に治療域を拡大し、また刺激誘発性の有害事象を抑制する効果が報告されている[1,2,7,12]。なおGPi-DBSに関する報告はなかった。以上より、ディレクショナルリードはより精密な刺激導入と長期に有効な刺激維持を可能にし、パーキンソン病に対するDBS治療に有効な選択肢となる可能性がある。

文献検索の概要

対 象 期 間	2015年1月～2023年2月	
データベース	PubMed、Cochrane Library、医中誌Web、Google Scholar	
検索語	P	Parkinson's disease
	I/C	DBS、directional lead、segmental lead
制 限	原著論文、RCTだけでなく症例シリーズ・症例報告も含む。総説は除く。	
選 定 概 要	41件から設定したPICOや選定基準に合致した12件を採用した。	

文献

1) Pollo C, Kaelin-Lang A, Oertel M, Stieglitz L, Taub E, Fuhr P, et al.: Directional deep brain stimulation: An intraoperative double-blind pilot study. *Brain* 137: 2015-2026, 2014
2) Contarino M, Bour L, Verhagen R, et al.: Directional steering: A novel approach to deep brain stimulation. *Neurology* 83: 1163-1169, 2014
3) Steigerwald F, Müller L, Johannes S, Matthies C, Volkmann J: Directional deep brain stimulation of the subthalamic nucleus: A pilot study using a novel neurostimulation device. *Mov Disord* 31: 1240-1243, 2016
4) Reker P, Dembek TA, Becker J, Visser-Vandewalle V, Timmermann L: Directional deep brain stimulation: A case of avoiding dysarthria with bipolar directional current steering. *Parkinsonism Relat Disord* 31: 156-158, 2016
5) Nguyen TAK, Nowacki A, Debove I, et al.: Directional stimulation of subthalamic nucleus sweet spot predicts clinical efficacy: Proof of concept. *Brain Stimul* 12: 1127-1134, 2019
6) Karl JA, Joyce J, Ouyang B, Metman LV: Long-Term Clinical Experience with Directional Deep Brain Stimulation Programming: A Retrospective Review. *Neurol Ther* 3: 1309-1318, 2022
7) Mishra A, Unadkat P, McBriar JD, Schulder M, Ramdhani RA: An Institutional Experience of Directional Deep Brain Stimulation and a Review of the Literature. *Neuromodulation*: Online ahead of print
8) Dembek TA, Reker P, Visser Vandewalle V, et al.: Directional DBS increases side-effect thresholds-A prospective, double-blind trial. *Mov Disord* 32: 1380-1388, 2017
9) Pintér D, Járdaházi E, Balás I, et al.: Antiparkinsonian Drug Reduction After Directional Versus Omnidirectional Bilateral Subthalamic Deep Brain Stimulation. *Neuromodulation* 26: 374-381, 2023
10) Schnitzler A, Mir P, Brodsky MA, et al.: Directional Deep Brain Stimulation for Parkinson's Disease: Results of an International Crossover Study With Randomized, Double-Blind Primary Endpoint. *Neuromodulation* 25: 817-828, 2022
11) Umemura A, Oyama G, Iwamuro H, Shimo Y, Hatano T, Kamo H, et al.: Application of current steering with MICC directional lead in STN-DBS for Parkinson's disease. *Deep Brain Stimulation* 1: 20-25, 2023
12) Steffen JK, Reker P, Mennicken FK, et al.: Bipolar Directional Deep Brain Stimulation in Essential and Parkinsonian Tremor. *Neuromodulation* 23: 543-549, 2020

Question 3
DBSのリモートプログラミングはパーキンソン病に有効か？

回答

● STN-DBSのリモートプログラミングは、臨床症状に関して対面プログラミングと同等の有効性が示唆される。また、通院を要する対面プログラミングと比較して経済的・時間的な患者負担の軽減が期待できる。

付帯事項

● なし

解説

　DBSの臨床では刺激条件を適切に調整するプログラミングが必要であり、DBSの有効性を左右する重要なプロセスである。術後に条件設定を行った後にも、パーキンソン病では病状の進行に伴い刺激条件の変更が必要となることが多い。プログラミングは患者に留置されている脳深部刺激装置と医師用プログラマを近距離無線通信等で接続して操作するため、以前から対面診療で行われてきたが、海外では近年、また日本では2023年より、医師と患者が互いに遠隔地にいながらインターネット回線を介してプログラミングを行うリモートプログラミング機能が一部のDBSシステムで使用可能となった。リモートプログラミングは対面プログラミングとほぼ同等の操作が可能であるが、ビデオ・音声通話による診察となるので映像の画角外では症状を確認できないことや、固縮や姿勢反射障害などの直接触れて診察する所見が取れないといった診療上の制限がある。また、ガイドライン作成時には在宅振戦等刺激装置治療指導管理料の算定対象外となっている。

　リモートプログラミングを対面プログラミングと比較した研究はこれまでに2編報告されており、いずれもSTN-DBS症例を対象としている[1,2]。NieらはLEDとMDS-UPDRS part III（運動機能）で評価を行い、対面プログラミング群47例とリモートプログラミング群27例ともに術前後の比較においてLEDの減少と運動機能の改善を認めるとともに、その効果には両群間で有意差を認めなかった[1]。また、Chenらは対面プログラミング群25例、リモートプログラミング群23例および併用群35例の3群間で術前と術後12か月時の比較を行い、LEDについては3群とも有意に減少しており、対面プログラミング群とリモートプログラミング群との比較ではLED減量率に有意差を認めなかった[2]。MDS-UPDRS part IIIおよびIV（運動合併症）の術前後の改善率においても、3群間で有意差を認めなかった[2]。すなわち両研究ともに、術前後のLED減量率およびMDS-UPDRS part III、IVの改善率といったDBSで得られる臨床効果に関して、対面プログラミングと比較してリモートプログラミングで同等の効果が得られ、リモートプログラミングの非劣

性が示唆される。GPi-DBS症例での臨床効果に関する対面プログラミングとの比較研究は未だ報告がなく、今後の検討が必要である。

プログラミングを受けるための患者の負担に関して、対面プログラミングよりもリモートプログラミングのほうが経済的および時間的コストの負担が小さいことが示されている[1,3]。海外との地理的環境や医療制度、経済的環境の違いがあるので我が国にそのまま置き換えられるわけではないが、通院が不要となることにより、本邦においてもプログラミングに関する患者の金銭的・時間的な負担は軽減されうるものと思われる。

特殊な状況として、新型コロナウイルス感染症のパンデミック時に中国で行われたロックダウンの際の、リモートプログラミングの有効性が報告されている[4,5]。Xuらは、2020年1月から2月のロックダウンで外来受診できなかったDBS後のパーキンソン病症例に関して、術後初回のプログラミングをリモートで行わざるをえなかった4症例で術前と比較してオフ時のMDS-UPDRS part IIIが有意に改善したことや、外来でのプログラミングがすでに行われていたもののロックダウン中にリモートプログラミングに切り替えざるを得なかった28症例において、リモートプログラミングの前後で比較してMDS-UPDRS part IIIが有意に改善したことを示している[5]。パンデミックや大規模災害時、体調不良時など通院困難な場合のリモートプログラミングの有用性が示唆される。

文献検索の概要

対 象 期 間		2015年～2022年
データベース		PubMed
検 索 語	P	Parkinson's disease
	I/C	DBS、remote programming、tele-programming
制　　　　限		原著論文、RCT、非ランダム化比較試験、観察研究、症例シリーズ
選 定 概 要		24件から設定したPICOや選定基準に合致した5件を採用した。

文 献

1) Nie P, Zhang J, Yang X, et al.: Remote Programming in Patients with Parkinson's Disease After Deep Brain Stimulation: Safe, Effective, and Economical. *Front Neurol* 13: 879250, 2022
2) Chen S, Xu SJ, Li WG et al.: Remote programming for subthalamic deep brain stimulation in Parkinson's disease. *Front Neurol* 13: 1061274, 2022
3) Ma Y, Miao S, Zhou R, Zhang Q, Chen H, Liang Y: Application of Remote Deep Brain Stimulation Programming for Parkinson's Disease Patients. *World Neurosurg* 147: e255-e261, 2021
4) Zhang C, Zhu K, Lin Z, et al.: Utility of Deep Brain Stimulation Telemedicine for Patients With Movement Disorders During the COVID-19 Outbreak in China. *Neuromodulation* 24: 337-342, 2021
5) Xu J, Wang J, Keith S, et al.: Management of Parkinson's disease patients after DBS by remote programming: preliminary application of single center during quarantine of 2019-nCoV. *J Neurol* 268: 1295-1303, 2021

略 語

LED (levodopa equivalent dose): レボドパ換算用量、MDS-UPDRS (movement disorder society unified Parkinson's disease rating scale): 統一パーキンソン病評価尺度改訂版

Question 4
視床中間腹側核（Vim）やposterior subthalamic areaのDBSは振戦優位型パーキンソン病の振戦に有効か？

回答
- 薬物療法で改善が不十分なパーキンソン病の振戦に対して、VimおよびPSAのDBSは有効で、治療効果は長期間持続する可能性がある。

付帯事項
- なし

解説

歴史的にはパーキンソン病の振戦に対して1950年代には視床破壊術が行われ、1987年にVim-DBSの有効性が報告された[1,2]。後ろ向きの研究ではあるが、PariharらのVim-DBSとSTN-DBSを比較した報告では姿勢時・動作時振戦の改善率はVim-DBSで72%、STN-DBSで68%であった[3]。また、静止時振戦の改善率はVim-DBSで91%、STN-DBSで89%とVim-DBSの振戦抑制効果は有意差はないもののSTN-DBSをやや上回る[3]。また、Vim-DBSの振戦抑制効果は長期間持続することも報告されている[4-6]。ただしVim-DBSは振戦以外の運動症状（筋固縮、無動・寡動、姿勢反射障害、歩行障害）やジスキネジアに対する治療効果に乏しい[3]。そのためVim-DBSは、STN-DBSによる精神症状や高次脳機能障害が懸念される場合や、振戦のみが十分に薬物治療で抑制できない振戦優位型パーキンソン病に対する治療選択肢になりうる。

またパーキンソン病の振戦に対して、posterior subthalamic area（PSA）のDBSが用いられることもある。PSAは内側毛帯の前方、赤核の外側、STNの後内側にあり、不確帯の尾側部（cZI）やprelemniscal radiationを含む部位である。PSA-DBSでは振戦抑制だけでなく、固縮や寡動の改善効果も得られる[7-13]。Kitagawaらは2年間の術後追跡の結果、UPDRSの改善率は振戦で78.3%、固縮で92.7%、そして寡動で65.7%であったと報告している[13]。またPlahaらはPSA-DBSはVim-DBSより振戦の減少率が大きいことを後ろ向き比較研究で報告している[14]。Carrillo-Ruizらによればパーキンソン病患者におけるPSA-DBS1年後の運動障害改善率は振戦が90%、固縮が94%、寡動が75%であるのに対し、歩行は40%、姿勢障害は35%であった[15]。Castroらも同様に、パーキンソン病の振戦や固縮に有効であることを報告している[16]。また、これらの報告を受けて、STNとPSAを単一の電極リードで刺激する方法で良好な運動症状の改善が報告されている[17]。PSA-DBSの副作用としては、対側の感覚障害や跛行[12]、発声不全[14]や抑うつ気分[15]が報告されているため、副作用を避け治療効果を最大限に引き出す刺激条件の設定が重要である。

文献検索の概要

対 象 期 間		1996 年〜 2022 年
データベース		PubMed
検 索 語	P	Parkinson's disease
	I/C	Vim-DBS、PSA-DBS
制　　　限		UPDRS による振戦評価が行われている原著論文、症例シリーズを含む。症例報告、総説は除く。
選 定 概 要		108 件から、設定した PICO や選定基準に合致した 17 件を採用した。

文　献

1) Benabid AL, Pollak P, Louveau A, Henry S, De Rougemont J: Combined (thalamotomy and stimulation) stereotactic surgery of the VIM thalamic nucleus for bilateral Parkinson disease. *Appl Neurophysiol* 50: 344-346, 1987
2) Benabid AL, Pollak P, Gao D, et al.: Chronic electrical stimulation of the ventralis intermedius nucleus of the thalamus as a treatment of movement disorders. *J Neurosurg* 84: 203-214, 1996
3) Parihar R, Alterman R, Papavassiliou E, Tarsy D, Shih LC: Comparison of VIM and STN DBS for Parkinsonian resting and postural/action tremor. *Tremor Other Hyperkinet Mov (N Y)* 5; 321, 2015
4) Kumar K, Kelly M, Toth C: Deep brain stimulation of the ventral intermediate nucleus of the thalamus for control of tremors in Parkinson's disease and essential tremor. *Stereotact Funct Neurosurg* 72: 47-61, 2000
5) Lyons K, Koller W, Wilkinson S, Pahwa R: Long term safety and efficacy of unilateral deep brain stimulation of the thalamus for parkinsonian tremor. *J Neurol Neurosurg Psychiatry* 71: 682-684, 2001
6) Pahwa R, Lyons KE, Wilkinson SB, et al.: Long-term evaluation of deep brain stimulation of the thalamus. *J Neurosurg* 104: 506-512, 2006
7) Blomstedt P, Fytagoridis A, Åström M, Linder J, Forsgren L, Hariz MI: Unilateral caudal zona incerta deep brain stimulation for Parkinsonian tremor. *Parkinsonism Relat Disord* 18: 1062-1066, 2012
8) Blomstedt P, Persson RS, Hariz G-M, et al.: Deep brain stimulation in the caudal zona incerta versus best medical treatment in patients with Parkinson's disease: a randomised blinded evaluation. *J Neurol Neurosurg Psychiatry* 89: 710-716, 2018
9) Khan S, Mooney L, Plaha P, et al.: Outcomes from stimulation of the caudal zona incerta and pedunculopontine nucleus in patients with Parkinson's disease. *Br J Neurosurg* 25: 273-280, 2011
10) Persson RS, Nordin T, Hariz G-M, et al.: Deep brain stimulation of caudal zona incerta for Parkinson's disease: one-year follow-up and electric field simulations. *Neuromodulation* 25: 935-944, 2022
11) Plaha P, Khan S, Gill SS: Bilateral stimulation of the caudal zona incerta nucleus for tremor control. *J Neurol Neurosurg Psychiatry* 79: 504-513, 2008
12) Velasco F, Jiménez F, Pérez ML, et al.: Electrical stimulation of the prelemniscal radiation in the treatment of Parkinson's disease: an old target revised with new techniques. *Neurosurgery* 49: 293-308, 2001
13) Kitagawa M, Murata J-i, Uesugi H, et al.: Two-year follow-up of chronic stimulation of the posterior subthalamic white matter for tremor-dominant Parkinson's disease. *Neurosurgery* 56: 281-289, 2005
14) Plaha P, Ben-Shlomo Y, Patel NK, Gill SS: Stimulation of the caudal zona incerta is superior to stimulation of the subthalamic nucleus in improving contralateral parkinsonism. *Brain* 129: 1732-1747, 2006
15) Carrillo-Ruiz JD, Velasco F, Jimènez F, et al.: Bilateral electrical stimulation of prelemniscal radiations in the treatment of advanced Parkinson's disease. *Neurosurgery* 62: 347-359, 2008
16) Castro G, Carrillo-Ruiz JD, Salcido V, et al.: Optimizing prelemniscal radiations as a target for motor symptoms in Parkinson's disease treatment. *Stereotact Funct Neurosurg* 93: 282-291, 2015
17) Mostofi A, Evans JM, Partington-Smith L, Yu K, Chen C, Silverdale MA: Outcomes from deep brain stimulation targeting subthalamic nucleus and caudal zona incerta for Parkinson's disease. *NPJ Parkinsons Dis* 5: 17, 2019

略　語

PSA (posterior subthalamic area)

トピック2　振戦

▶総論

　本態性振戦（ET）は、最も一般的な不随意運動疾患の一つであり、明らかな原因の存在しない両側上肢の動作時振戦に特徴付けられる[1]。ETの主症状である姿勢時・運動時振戦は、4～12 Hzの周波数が典型であり、頭部振戦、音声振戦、下肢振戦を伴う場合もあり、振戦はしばしばADLやQOLを低下させる[2-4]。また、振戦はストレス下で増悪する傾向がある。これらの特徴に加え、継ぎ足歩行の障害、不明確なジストニア肢位、記憶障害、安静時振戦などの神経症状を伴う場合、ETプラスと診断される。その病態生理学的背景には、皮質-橋-小脳-視床-皮質回路が関連していることはほぼ確実と考えられているが、その異常の起源は不明である。

　ETの有病率は、報告による差があるものの、疫学研究のメタアナリシスによると、全人口の約1％、65歳以上では約6％と高いことが示されている[5]。男女間で性差はないとされ、家族内発症がしばしば見られる。また、本疾患は加齢とともにその有病率や重症度が増すことも知られており、高齢化の加速する現代において、社会的な問題と言える[6]。

　治療に使用される薬剤として、プリミドン、トピラマート、アルプラゾラム、ガバペンチン、プロプラノロール、他のβ遮断薬（アロチノロール、ナドロール、ソタロール等）の有効性が報告されているが、本邦においては、この中でアロチノロールが唯一、ET治療薬として保険承認されている。プロプラノロールとプリミドンは、上肢振戦の抑制効果において、最も高いエビデンスレベルを有する薬剤である[7]。プロプラノロールは振戦強度を平均55％、プリミドンは60％軽減させるが[8]、効果が不十分であることや副作用を理由に、約半数の患者が最終的に内服を中止すると報告されており、投薬治療の限界が示唆される[9]。以上より、薬剤抵抗性ETの患者数が多いことが示唆され、外科的治療の役割は重要と言える。

　ETの他に重要な振戦疾患の一つに、Holmes振戦（HT）が挙げられる。HTは、脳血管障害や脳腫瘍、頭部外傷、感染等に起因するドパミン作動性黒質線条体システムおよび小脳視床皮質路あるいは歯状核-赤核-オリーブ核路の障害により、その障害を負った数週間から数年後に高振幅で低周波（3～5 Hz）の安静時・企図振戦を呈する疾患であり、姿勢時振戦を有する患者も多い[10,11]。歴史的には、別名、赤核振戦、中脳振戦、視床振戦とも呼ばれてきた。安静時振戦よりも姿勢時や企図振戦のほうが高振幅な傾向があり、安静時振戦より動作時振戦のほうが機能的障害を呈しやすいとされる[12]。HTは、レボドパ製剤が振戦抑制に有効であるとする報告があるものの[13-18]、投薬治療に対する反応性はしばしば不良であり[10,19,20]、振戦が患者のQOLに影響を及ぼしている場合、外科的治療が選択肢となる。

　外科的治療法には、脳深部刺激療法（DBS）、集束超音波治療（MRgFUS）、高周波熱凝固術（RF）が含まれる。これらの定位脳手術はいずれも、本邦において、ETに対する保険適応が認められている。また、本邦においては保険適応が認められていないが、ガンマナイフによる定位放射線治療の有効性についても報告がある。これらの振戦疾患に対する外科的治療は、患者のQOLやADLを改善させる上で重要な意義を有する。本項では、ETおよびHTに対する外科的治療について、エビデンスに基づき解説する。

文 献

1) Haubenberger D, Hallett M: Essential Tremor. *N Engl J Med* 378: 1802-1810, 2018
2) Lorenz D, Schwieger D, Moises H, Deuschl G. Quality of life and personality in essential tremor patients. *Mov Disord* 21: 1114-1118, 2006
3) Tröster AI, Pahwa R, Fields JA, Tanner CM, Lyons KE: Quality of life in Essential Tremor Questionnaire (QUEST): Development and initial validation. *Parkinsonism Relat Disord* 11: 367-373, 2005
4) Chandran V, Pal PK: Quality of life and its determinants in essential tremor. *Parkinsonism Relat Disord* 19: 62-65, 2013
5) Louis ED, McCreary M: How common is essential tremor? Update on the worldwide prevalence of essential tremor. *Tremor Other Hyperkinet Mov (NY)* 11: 28, 2021
6) World Health Organization: Ageing. https://www.who.int/health-topics/ageing#tab=tab_1 (Accessed May 9 2022)
7) Zesiewicz TA, Elble RJ, Louis ED, et al.: Evidence-based guideline update: treatment of essential tremor: report of the Quality Standards subcommittee of the American Academy of Neurology. *Neurology* 77: 1752-1755, 2011
8) Deuschl G, Raethjen J, Hellriegel H, Elble R: Treatment of patients with essential tremor. *Lancet Neurol* 10: 148-161, 2011
9) Louis ED, Rios E, Henchcliffe C: How are we doing with the treatment of essential tremor (ET)?: Persistence of patients with ET on medication: data from 528 patients in three settings. *Eur J Neurol* 17: 882-884, 2010
10) Pyrgelis ES, Agapiou E, Angelopoulou E: Holmes tremor: an updated review. *Neurol Sci* 43: 6731-6740, 2022
11) Deuschl G, Bain P, Brin M: Consensus statement of the Movement Disorder Society on Tremor. Ad Hoc Scientific Committee. *Mov Disord* 13 Suppl 3: 2-23, 1998
12) Erro R, Reich SG: Rare tremors and tremors occurring in other neurological disorders. *J Neurol Sci* 435: 120200, 2022
13) Fujieda T, Yamauchi T, Takahashi S, Moroji T: Letter: Effect of levodopa on tremor in Benedikt's syndrome. *Br Med J* 1: 456-457, 1974
14) Findley LJ, Gresty MA: Suppression of "rubral" tremor with levodopa. *Br Med J* 281: 1043, 1980
15) Velez M, Cosentino C, Torres L: Levodopa-responsive rubral (Holmes') tremor. *Mov Disord* 17: 741-742, 2002
16) Raina GB, Velez M, Pardal MF, Micheli F: Holmes tremor secondary to brainstem hemorrhage responsive to levodopa: report of 2 cases. *Clin Neuropharmacol* 30: 95-100, 2007
17) Woo JH, Hong BY, Kim JS, et al.: Holmes tremor after brainstem hemorrhage, treated with levodopa. *Ann Rehabil Med* 37: 591-594, 2013
18) Boelmans K, Gerloff C, Munchau A: Long-lasting effect of levodopa on holmes' tremor. *Mov Disord* 27:1097-1098, 2012
19) Raina GB, Cersosimo MG, Folgar SS, et al.: Holmes tremor: Clinical description, lesion localization, and treatment in a series of 29 cases. *Neurology* 86: 931-938, 2016
20) Wang KL, Wong JK, Eisinger RS, et al.: Therapeutic Advances in the Treatment of Holmes Tremor: Systematic Review. *Neuromodulation* 25: 796-803, 2022

略 語

ET (essential tremor): 本態性振戦、HT (Holmes tremor): Holmes振戦

CQ 1　本態性振戦に対してDBSを行うことが推奨されるか？

推　奨

- 薬物治療など標準的な保存的治療に抵抗性の本態性振戦に対して、DBSを行うことを条件付きで提案する。
  弱い推奨／エビデンスの強さ「中程度」（2B）（合意率：86.0%）

付帯事項

- デバイス感染等のDBSに特有な問題点や他の治療選択肢について説明した上で、治療方法を選択することが望ましい。

解　説

　本態性振戦に対するDBSは国内外で広く行われている一方、近年では植込型デバイスを用いる必要のない集束超音波治療や従来の高周波熱凝固術の有用性が注目を浴びている。本態性振戦の治療において複数の外科的治療選択肢が存在する中で、DBSの有用性を改めて確認するため、システマティックレビューとメタ解析を行った。

　システマティックレビューでは、本態性振戦に対して視床Vim核のDBSを行った結果を振戦評価スケール（CRSTもしくはTRS）を用いて定量的に評価しているRCTを対象とした。結果として、5件が文献採用基準に合致したが、保存的加療のみを行った群を対照とした研究は存在せず、刺激のonとoffの状態を比較した試験のみにとどまった。

　振戦スコアは身体の部位（上肢、下肢、体幹等）と振戦の性状（安静時や姿勢時等）の組み合わせにより評価項目があるが、全ての項目の合計を主要項目とはせず、手術側の対側上肢の振戦スコア等、一部の合計を主要評価項目としている研究のみ報告されていた。また、本態性振戦だけではなくパーキンソン病も研究対象者に含む研究が5件の内2件含まれていた。いずれの試験においてもほぼ同等のVim-DBSによる治療効果が確認されており、術後3か月もしくは半年時点での刺激のonとoffの比較では、49%から82%の振戦スコア改善が認められた。そして、これらの研究データからメタ解析を行ったところ、術前と比較した場合の、刺激がoffの状態における平均の振戦改善率は4.8±27.3%だったのに対し、刺激がonの状態における平均の振戦改善率は75.8±20.2%と、有意にDBSによる改善が認められた（標準化平均値差：2.81 [95%CI: 1.82, 3.80]）。一方、合併症については重症度に関する統一された基準は存在しなかった。同一症例に複数の合併症が報告されている等といった点から、それぞれの問題について正確な発生率を算出することはできなかった。生命予後に影響する程の重篤な合併症の報告は稀であったものの、リード断線等のデバイス関連トラブルが報告されていた。

　それぞれのRCTについて要約を提示する。まず、1998年に発表されたOndoらの片側Vim-DBS

の効果に関する報告[1]では、14人の本態性振戦の患者が術後3か月時点でランダムに刺激onの状態と刺激offの状態に振り分けられ比較された。その結果、刺激がoffの群に対し、刺激がonの群で62.6%振戦スコアが改善した。刺激onの症例では術前スコアに対しても有意な改善が認められた。合併症としてはケーブルの断線が2例で報告されていた。

1999年のPahwaらの報告[2]では、段階的に両側のVim-DBSを受けた本態性振戦患者9症例が対象となり、8症例（1症例は心不全で評価前に他界）で盲検的に術後3か月時点の刺激on/offのTRSを用いた比較評価が行われた。刺激がonの状態では術前と比較して65%の改善していたのに対し、offの状態では13%悪化していた。また、9名の内6名が術後の発話評価を受けたところ、1例で構音障害が認められた。それ以外にも無症状の脳出血（1例）、胸部IPG埋設部位の血腫（1例）、術後痙攣発作（1例）、電極の植込直し（1例）、交換を要するIPGの不具合（1例）が認められた。

2001年のOndoらの報告[3]では、段階的に両側のVim-DBSを受けた11例の本態性振戦の患者が2側目の手術後3か月時点で刺激on（6症例）とoff（5症例）がランダムに振り分けられて評価を受けた。刺激がoffの状態に対し、onの状態で上肢の振戦に有意な改善を認めた。また、9症例では両側手術後に頭部の振戦が有意に改善したと報告されている。本研究では重篤な合併症は認められなかった。

2013年にPedrosaらは両側Vim-DBS術後の本態性振戦患者16名を対象に、高頻度刺激（120〜150 Hz）、低頻度刺激（10 Hz）、刺激offの3つの状態で最適な刺激頻度を明らかにするためのランダム化二重盲検試験を行った[4]。同研究では、高頻度刺激による刺激が最も振戦改善効果が高く、低頻度刺激は刺激をoffにした状態よりも振戦症状が有意に悪化していた。

最後に、2017年の北米での多施設共同研究では、定電流デバイスを用いた本態性振戦に対するVim-DBSの治療効果が報告されている[5]。127症例がリクルートされ、最も大規模な研究となったが、両側術後180日時点での盲検化された評価者による刺激on/off評価が実施され、有意な効果が証明されたが、この評価を受けたのは76症例（64%）だった。34件もの脳出血や感染を含む多くの重大な合併症が報告されたが、その内19件は手術と直接関連は無いとされた。軽微な合併症も多く報告されている他、複数の合併症の報告が単一症例から報告されており、正確な合併率は報告されていなかった。

総じて高い治療効果が報告されているものの、デバイス関連トラブルをはじめとするDBS特有の問題については注意が必要である。高周波熱凝固術やMRgFUSといった他の外科的治療手段も選択肢として挙げた上でDBSを提案することが望ましい。

文献検索の概要

対象期間		2023 年 5 月まで
データベース		PubMed、Cochrane Library、医中誌 Web
検索語	P	essential tremor
	I/C	deep brain stimulation
制　　限		RCT のみを含む。 症例報告や症例シリーズは含めない。
選定概要		371 件から設定した PICO や選定基準に合致した 5 件の RCT を採用した。
アウトカム		振戦スコア、重篤な合併症

文献

1) Ondo W, Jankovic J, Schwartz K, Almaguer M, Simpson RK: Unilateral thalamic deep brain stimulation for refractory essential tremor and Parkinson's disease tremor. *Neurology* 51: 1063-1069, 1998
2) Pahwa R, Lyons KL, Wilkinson SB, et al: Bilateral thalamic stimulation for the treatment of essential tremor. *Neurology* 53: 1447-1450, 1999
3) Ondo W, Almaguer M, Jankovic J, Simpson RK: Thalamic deep brain stimulation: comparison between unilateral and bilateral placement. *Arch Neurol* 58: 218-222, 2001
4) Pedrosa DJ, Auth M, Eggers C, Timmermann L: Effects of low-frequency thalamic deep brain stimulation in essential tremor patients. *Exp Neurol* 248: 205-212, 2013
5) Wharen RE Jr, Okun MS, Guthrie BL, et al: Thalamic DBS with a constant-current device in essential tremor: A controlled clinical trial. *Parkinsonism Relat Disord* 40: 18-26, 2017

略語

CRST (clinical rating scale for tremor): 振戦臨床評価尺度、TRS (tremor rating scale): 振戦評価尺度

CQ 2 本態性振戦に対して破壊術を行うことが推奨されるか？

推奨

- 本態性振戦に対し、高周波熱凝固（RF）による視床中間腹側核（Vim）破壊術を行うことを条件付きで推奨する。
  弱い推奨／エビデンスの強さ「非常に弱い」（2D）（合意率：93.0％）
- 本態性振戦に対し、MRガイド下集束超音波（MRgFUS）によるVim破壊術を行うことを条件付きで推奨する。
  弱い推奨／エビデンスの強さ「中程度」（2B）（合意率：93.0％）

付帯事項

- なし

解説

・**高周波熱凝固（RF）**

1950年代に視床破壊術が開発されて以来、とりわけ1980年代からRFの治療成績が盛んに報告されたが、当時、脳室造影を用いたターゲット設定が主流であり、治療効果の評価・報告も、確立した評価スケールを用いたものではなかった[1-3]。2000年頃になると、MRIを用いたターゲット設定により手術を行い、Fahn-Tolosa-Marin振戦スケール（CRST）[4]を評価スケールとして用いた報告が出現したが[5]、DBSの治療件数・報告が増えたため、今日まで、現代医療に即した本態性振戦（ET）に対するRFの報告は限られている。ETに対するRFによる視床破壊術の有効性および安全性を評価すべく、MRIおよび標準化された評価スケールの使用を念頭に、1980年以降の文献を対象とし、システマティックレビューを行った。RCTは皆無であり、最終的に症例シリーズの報告2編が選定基準を満たした。これらのうち、Pahwaらの報告では、17名のET患者に対し片側Vim破壊術をRFで行った結果、術後平均2.2か月時点での評価でCRSTのトータルスコアが49％、disabilityスコアを示すPart Cは70％改善し、有害事象として、5名に認知機能の変化、2名に不全片麻痺、1名に感覚障害、1名にてんかん発作、5名に無症候性脳出血、1名に症候性脳出血を認め、いずれも1か月以内に改善したと報告した[5]。また、Sasadaらは、6名の薬剤抵抗性ET患者に対し片側Vim破壊術をRFで行い、術後3か月で対側上肢のCRSTにおける振戦スコアが平均90.3％改善し、一過性合併症として1名に筋緊張低下、1名に構音障害を認めたが、永続的合併症は見られなかった[6]。

脳室造影下での手技によるものではあるが、Vim破壊術の長期成績も報告されている。Schuurmanらは、Vim破壊術とDBSのRCTを行い、ETに対しVim破壊術を受けた患者6名と、DBSを受けた患者7名において、術後6か月時点でいずれも振戦の完全消失を認めたと報告した[3]。後の追跡

研究において、視床破壊術を受けた 6 名のうち、術後 2 年で 5 名が振戦の完全消失を維持し、1 名に僅かな振戦が認められ、5 年時点で 2 名が追跡不能、3 名が振戦の完全消失を維持し（CRST スコア 0）、1 名に僅かな振戦（CRST スコア 1）が認められた[7]。なお、同報告では、DBS を受けた 7 名のうち、術後 2 年で 3 名が振戦の完全消失を維持し、1 名が CRST スコア 1、3 名がスコア 2 であり、5 年時点で 1 名が追跡不能、3 名がスコア 0、1 名がスコア 1、2 名がスコア 2 であった。Nagaseki らの報告では、脳室造影によるターゲット設定を用いた Vim 破壊術後、平均 6.58 年（3～10 年）追跡し、ET に対する Vim 破壊術 17 例（患者 16 名、うち 1 名に両側手術）中、11 例（約 65%）で振戦は消失し、6 例で僅かに振戦が残存した。1 例では振戦が再発し、初回手術の 2 年後に再手術が行われた[1]。

　以上より、現代医療に即した治療法および評価法を用いた研究による有効性および安全性の報告、ならびに、古来の方法による治療ではあるものの、有効性を示した報告を勘案すると、薬剤抵抗性 ET に対する Vim 破壊術は、一定の安全性が示された有効な治療法であると言えるため、行うことを提案する。ただし、永続的なものも含め、感覚障害や構音障害といった合併症に注意して治療を行う必要がある[1,7]。また、MRI ターゲット設定および確立した振戦評価スケールを用いた治療成績の報告が少数であることから、現代の手法に即した治療成績について報告を重ね、エビデンスを構築する必要がある。

・MR ガイド下集束超音波（MRgFUS）
　多施設共同二重盲検 RCT の結果が 2016 年に報告されて以来、ET に対する MRgFUS は世界的に広く行われるようになり、機能的定位脳手術の選択肢の一つとなっている[8]。ET に対する MRgFUS の有効性および安全性を評価すべく、システマティックレビューを行った結果、RCT は前述の 1 編のみであった。本研究では、薬剤抵抗性 ET 患者 56 名に MRgFUS による片側 Vim 破壊術を、20 名にシャム治療を施し、3 か月間の盲検化フェーズが設けられ、介入群は 3 か月時点で治療対側上肢の CRST Part A+B が 47%（平均±SD：18.1±4.8 から 9.6±5.1）改善した一方で、対照群は 0.1%（16.0±4.4 から 15.8±4.9）にとどまった。また、治療前からの振戦スコア変化の平均値には、治療後 3 か月の時点で 8.3 [95%CI: 5.9, 10.7] の群間差があり、3 か月間の盲検化終了後の追跡において、治療 12 か月後も 7.2 [6.1, 8.3] と維持されていた。また、CRST Part C は、治療後 3 か月時点で治療前に比し 62%改善した一方で（16.5±4.6 から 6.2±5.6）、対照群では 3%の改善にとどまり（16.0±4.3 から 15.6±4.6）、改善率に有意な群間差が認められた（p<0.001）。この改善は、治療 12 か月後にも維持されていた（6.3±6.2）。生活の質を示す QUEST は[9]、治療 3 か月後に介入群で 46%改善した一方（42.6±18.3 から 23.1±16.9）、対照群では 3%の改善にとどまった（42.8±19.5 から 41.4±19.4）。一過性合併症として、13 名に感覚障害、15 名に歩行障害、5 名に距離測定障害、1 名に脱力、1 名に構音障害、1 名に味覚障害、1 名に嚥下障害、8 名に 1 日を超える頭痛、3 名に倦怠感、4 名に平衡障害、3 名に耳鳴を生じた。また、12 か月時点で、8 名に感覚障害、5 名に歩行障害、2 名に味覚障害、2 名に距離測定障害、1 名に脱力、1 名に平衡障害が残存していた。

　同患者群の追跡研究において、治療 4、5 年後の治療成績が報告されており、4 年後（45 名）の CRST の治療上肢振戦スコア Part A+B の改善率は治療前に比較し 49.5%、5 年後（40 名）は 40.4%

（p<0.0001）であり、長期的な有効性が示されたと結論付けられている[10]。CRST Part C は徐々に上昇傾向を示したものの、5年時点でも有意な改善が維持されていた（p<0.0001）。同様に、QUEST スコアも4年後（p<0.0001）、5年後（p<0.0003）と有意な改善が維持されていた。残存していると報告された合併症はいずれも軽度（71%）または中等度（29%）であり、5年後の最終評価時の残存合併症は感覚障害8名、平衡障害6名、不安定性2名、歩行障害2名、脱力2名、距離測定障害2名、味覚障害2名、動作緩慢1名、頭重感1名であり、新規合併症の報告はなかった。

なお、患者固有の頭蓋骨の条件等により、MRgFUSにおいてターゲットの温度上昇が得られない場合があるため、頭蓋骨密度比（SDR）等を参考に、治療の適否を検討することが望ましい[11]。

以上より、単一の多施設共同二重盲検RCTおよびその追跡研究により、薬剤抵抗性ETに対するMRgFUSによるVim破壊術の短期および長期的な有効性が示されていることから、本治療を行うことを提案する。合併症の多くは一過性であり、残存合併症の多くは軽度であったが、治療による利益と合併症リスクを勘案した上で治療を行うべきである。なお、単一のRCTであるものの、バイアスリスクや非直接性がいずれも低く、単一ながら良質な研究であったため、エビデンスの強さを「中」とした。

文献検索の概要

対象期間		2023年4月まで
データベース		PubMed、Cochrane Library、医中誌Web
検索語	P	essential tremor
	I/C	thalamotomy、radiofrequency ablation、focused ultrasound
制限		原著論文、RCT RFはET5例以上の症例シリーズを含む。MRIを用いてターゲットを設定し、評価スケールを用いて振戦を評価した研究を採用した。
選定概要		RF：470件から設定したPICOや選定基準に合致した2件の症例シリーズを採用した。 MRgFUS：225件から設定したPICOや選定基準に合致した1件のRCTを採用した。
アウトカム		振戦の改善率、一過性および永続的合併症

文献

1) Nagaseki Y, Shibazaki T, Hirai T, et al.: Long-term follow-up results of selective VIM-thalamotomy. *J Neurosurg* 65: 296-302, 1986
2) Ohye C, Shibazaki T, Hirai T, Wada H, Hirato M, Kawashima Y: Further physiological observations on the ventralis intermedius neurons in the human thalamus. *J Neurophysiol* 61: 488-500, 1989
3) Schuurman PR, Bosch DA, Bossuyt PM, et al.: A comparison of continuous thalamic stimulation and thalamotomy for suppression of severe tremor. *N Engl J Med* 342: 461-468, 2000
4) Fahn S, Tolosa E, Marín C: Clinical rating scale for tremor, in Jankovic J, Tolosa E (eds): *Parkinson's disease and movement disorders 2nd ed*. New York, Williams & Wilkins, 1993, pp 271-280
5) Pahwa R, Lyons KE, Wilkinson SB, et al.: Comparison of thalamotomy to deep brain stimulation of the thalamus in essential tremor. *Mov Disord* 16: 140-143, 2001
6) Sasada S, Agari T, Sasaki T, et al.: Efficacy of fiber tractography in the stereotactic surgery of the thalamus for patients with essential tremor. *Neurol Med Chir (Tokyo)* 57: 392-401, 2017
7) Schuurman PR, Bosch DA, Merkus MP, Speelman JD: Long-term follow-up of thalamic stimulation versus thalamotomy for tremor suppression. *Mov Disord* 23: 1146-1153, 2008
8) Elias WJ, Lipsman N, Ondo WG, et al.: A randomized trial of focused ultrasound thalamotomy for essential tremor. *N Engl J Med* 375: 730-739, 2016

9) Tröster AI, Pahwa R, Fields JA, Tanner CM, Lyons KE: Quality of life in Essential Tremor Questionnaire (QUEST): Development and initial validation. *Parkinsonism Relat Disord* 11: 367-373, 2005
10) Cosgrove GR, Lipsman N, Lozano AM, et al.: Magnetic resonance imaging-guided focused ultrasound thalamotomy for essential tremor: 5-year follow-up results. *J Neurosurg* 138: 1028-1033, 2023
11) Chang WS, Jung HH, Zadicario E, et al.: Factors associated with successful magnetic resonance-guided focused ultrasound treatment: efficiency of acoustic energy delivery through the skull. *J Neurosurg* 124: 411-416, 2016

略　語

RF (radiofrequency ablation): 高周波熱凝固、CRST (clinical rating scale for tremor): 振戦臨床評価尺度、ET (essential tremor): 本態性振戦、QUEST (quality of life in essential tremor): 本態性振戦QOL質問票、SDR (skull density ratio): 頭蓋骨密度比

Question 1
本態性振戦に対してDirectional DBSは有効か？

回答
- Directional DBSは従来の刺激法よりも副作用を避けつつ、同等かそれ以上の治療効果をもたらす可能性がある。

付帯事項
- 正確な位置から大きく外れた部位に電極が留置された場合には、その限りではない。

解説

本態性振戦に対するDBSは振戦抑制に効果的であるが、刺激によって、構音障害や運動失調、感覚障害等の副作用が生じ得る[1,2]。従って、治療効果を最大化しつつ、副作用を避けるよう刺激位置やパラメータを調整する必要がある。ディレクショナルリードは、従来型の電極周囲に同心円状に刺激が拡がるリードと異なり、電気刺激に指向性を持たせることができるように設計されている。これにより、不要な組織への刺激を避け、副作用の発生を抑えることが期待できる。ディレクショナルリードを用いたDBS（directional DBS: dDBS）の振戦抑制および副作用抑制における有用性を調べるため、系統的に文献を検索したところ、6編の文献が基準を満たした。

Polloらは、不随意運動患者13名（本態性振戦2名、パーキンソン病11名）を対象に予備試験を行い、ディレクショナルリードを用いたDBSの術中試験刺激における治療域（振戦抑制が得られる刺激強度と持続的な副作用の生じる刺激強度の差）を、従来の同心円状の刺激（omnidirectional DBS: oDBS）とdDBSで比較した[3]。oDBSの平均治療域は1.36 mA（0.15〜3.15 mA）であったが、dDBSの平均治療域は1.93 mA（1.0〜2.9 mA）であり、oDBSに比し41.3%広かった（p=0.037）。最良の治療効果をもたらすdDBSの平均刺激強度は0.67 mA（0.3〜1.0 mA）であったが、oDBSでは1.17 mA（0.6〜1.95 mA）であり、dDBSのほうが43%低かった（p=0.002）。

Brunoらは、本態性振戦患者10名を対象とした二重盲検RCTで、VimとPSAいずれも刺激できるよう電極を留置し、dDBSとoDBSの治療域を比較した[4]。dDBS群7名とoDBS群3名に振り分けて振戦のより重度な側を振戦評価尺度（CRSTとTETRAS）を用いて評価したところ、最良の治療効果をもたらすdDBSとoDBSはともに、DBSオフの状態より振戦を有意に改善させた。振戦の改善効果には、dDBSとoDBSの間で有意差が認められなかった。なお、同研究では運動失調に対する治療効果も評価され、dDBSとoDBSはともに、DBSオフの状態より失調を有意に改善させ、dDBSとoDBSの間で失調改善効果に有意差が認められなかった。dDBSは、oDBSより振戦の治療閾値が低く（p=0.0027）、治療域が有意に広かった（p=0.0002）。また、最良のdDBSの平均VNA（活性化神経体積）は78.59±18.46 mm^{3}であり、oDBSの平均VNA（35.76±11.56 mm^3）よりも有意に大きかった（p=0.0039）が、治療閾値のVNAにはoDBSとdDBSの間で有意差がな

かった。一方、副作用をもたらす閾値におけるVNAは、oDBS(65.43 ± 11 mm^3)よりも 最良のdDBS(130.4 ± 19.47 mm^3)のほうが有意に高かった（p=0.009）。以上より、dDBSは副作用を回避しながら刺激強度を上げられることが示された。

　また、Krügerらは、本態性振戦に対し従来の電極を用いた両側Vim-DBSを受けたものの、症状が進行した結果、十分な振戦改善が得られなくなった患者6名を対象に、両側ディレクショナルリードに置換し、dDBSの有用性を検討した[5,6]。電極は、交換前のoDBSで最良だったコンタクトの位置と交換後の指向性を有する遠位のコンタクトが同じ深さとなるように置換された。計12本のリードのうち、9本は同じ位置に交換されたが、残りの3本は意図した標的から平均1.6 mm（1.2～1.8 mm）ずれた位置に留置された。副作用が生じないよう刺激を最適化したところ、振戦改善率の中央値が48.7%であった交換前のoDBSに比しdDBSのほうが68.4%と有意に高い振戦改善率を示した（p=0.017）。QOLの改善も評価され、dDBSでは6名中5名においてQOL尺度（QUEST）が有意に改善し（p=0.031）、VHIで評価した声に関連したQOLも有意に改善した（p=0.037）。なお、SF-36を用いて評価されたoverall healthは有意な改善を示さなかった。このように、進行した本態性振戦は、oDBSからdDBSに置き換えることで、振戦およびQOLの改善が期待できる。

　以上より、dDBSを用いることにより、副作用を避けつつoDBSと同等またはそれ以上の治療効果が得られる可能性があると言える。

文献検索の概要

対象期間		無期限
データベース		Pubmed
検索語	P	essential tremor
	I/C	Vim-DBS. directional lead Conventional therapy (omni-stimulation, ring mode)
制限		原著論文、RCT、観察研究
選定概要		32件から設定したPICOや選定基準に合致した6件を採用した。

文 献

1) Fasano A, Herzog J, Raethjen J, et al.: Gait ataxia in essential tremor is differentially modulated by thalamic stimulation. *Brain* 133: 3635-3648, 2010
2) Baizabal-Carvallo JF, Kagnoff M, Jimenez-Shahed J, Fekete R, Jankovic J: The safety and efficacy of thalamic deep brain stimulation in essential tremor: 10 years and beyond. *J Neurol Neurosurg Psychiatry* 85: 567-572, 2014
3) Pollo C, Kaelin-Lang A, Oertel MF, et al.: Directional deep brain stimulation: an intraoperative double-blind pilot study. *Brain* 137: 2015-2026, 2014
4) Bruno S, Nikolov P, Hartmann CJ, et al.: Directional Deep Brain Stimulation of the Thalamic Ventral Intermediate Area for Essential Tremor Increases Therapeutic Window. *Neuromodulation* 24: 343-352, 2021
5) Krüger MT, Avecillas-Chasin JM, Tamber MS, et al.: Tremor and Quality of Life in Patients With Advanced Essential Tremor Before and After Replacing Their Standard Deep Brain Stimulation With a Directional System. *Neuromodulation* 24: 353-360, 2021
6) Avecillas-Chasin JM, Honey CR, Heran MKS, Krüger MT. Sweet spots of standard and directional leads in patients with refractory essential tremor: white matter pathways associated with maximal tremor improvement. *J Neurosurg* 137: 1811-1820, 2022

略 語

CRST (clinical rating scale for tremor): 振戦臨床評価尺度、TETRAS (the essential tremor rating assessment scale)、VNA (volume of neuronal activation)、QUEST (quality of life in essential tremor): 本態性振戦QOL質問票、VHI (voice handicap index)、SF-36 (MOS 36-Item short-form health survey)

Question 2
両側手術は安全か？

回答
- MRガイド下集束超音波（MRgFUS）、高周波熱凝固（RF）による両側手術は段階的に行うことで安全に行える可能性がある。
- DBSの両側同時手術は安全に行える可能性がある。

付帯事項
- なし

解説

・両側視床破壊術

1980年代から両側視床中間腹側核（Vim）破壊術による振戦治療の有効性の報告はあったが[1]、1990年代を中心に、RFによる両側視床破壊術を行うと、筋緊張低下、構音障害といった神経学的合併症が片側手術の場合より生じやすいという報告がなされた[2,3]。しかし、これらは、脳室造影を用いてターゲット設定を行い、術後の凝固巣の評価も十分行えない環境における治療の結果であり、さらに、患者数も限られ、対照群を設けた比較試験もなされていないため、客観性の高い評価とは言い難い。

2000年頃になると、MRIを用いてターゲットを設定し、確立された共通の評価スケールを用いて振戦を評価することで客観性を向上させた研究報告により、片側視床破壊術の振戦改善への有効性が報告され始めたものの[4]、可逆性・調節可能性を有するDBSが機能的定位脳手術の主流となった。両側Vim-DBSは、刺激による筋緊張低下や構音障害といった副作用が生じ得るものの、刺激調整を行うことで、効果を最大化しつつ、副作用を最小限とすることが可能であるという利点がある。これを背景に、両側視床DBSの臨床効果の報告が相次いだ[5,6]。一方、MRIを用いたターゲット設定や評価スケールを用いた振戦評価が一般的となってからも、両側視床破壊術の安全性に関しては、長らく評価・報告がなされないままであった。

2016年、MRgFUSによる視床破壊術の有効性と安全性に関する多施設共同二重盲検RCTの結果が報告されて以来[7]、MRgFUSは機能的定位脳手術の一手法として広まり、2021年には、MRgFUSによる両側視床破壊術の前向き試験の報告がなされ、一定の有効性と安全性が確認された[8]。さらに、症例シリーズの結果も複数報告された[9,10]。これらの報告によると、計24名の薬剤抵抗性本態性振戦患者に段階的に両側視床破壊術を行ったところ、Fahn-Tolosa-Marin振戦スケール（CRST）[11]の平均合計スコアが初回治療前に比し3～6か月後に65.7～70.4%改善した。上肢振戦スコアのみの解析では、66.6～69.8%の改善を認めた（2回目の治療対象である対側肢のスコアは

64.7～68.5%改善）。体軸振戦のスコアは、術後 6 か月で 54.3%改善し、このうち音声振戦または頭部振戦を有する患者のサブグループ解析では、初回治療後に音声振戦、頭部振戦は有意に改善しなかったものの、対側治療後、それぞれ 45%および 66%の有意な改善を示した。QOL や disability の評価において、対側治療術後 3 か月で QOL スコア（QUEST）は術前より 56.1%改善し、CRST Part C で示される disability スコアは対側治療 3～6 か月後、初回治療前に比し 81.1～85.9%改善した（対側肢のスコアは対側治療術前から 63.6～68.3%改善）。いずれの研究でも、術後有害事象（AE）はほとんどが軽微かつ一過性であり、1～3 か月以内に消失した。これらの事象には、歩行障害、構音障害、感覚障害等が含まれた。中でも最長の 6 か月時点での評価を行った報告では、9 名中 2 名に顔面の感覚低下が残存していた。ただし、両側治療による認知機能や神経精神スコアへの影響は生じなかった。

さらに、2023 年、RF による両側視床破壊術の成績が報告され[12]、17 名の本態性振戦患者に対する対側治療後平均 29.3 か月の評価では、CRST Part A+B のスコアが初回治療前に比し 78.6%改善が認められた（初回治療後 39.9%、対側治療後 64.4%）。初回治療後に 7 名で一過性、3 名で遷延性、対側治療後に 5 名で一過性、9 名で遷延性の AE を認め、これには、構音障害、歩行障害、感覚障害、味覚障害等が含まれた。全ての一過性および遷延性の AE は、有害事象共通用語基準（CTCAE）の Grade 1（軽微）に分類された[13]。

対側治療を初回治療と同等に扱ってよいか否か、初回と対側治療の間隔をどの程度開けるのが適切か、位置を左右対称としない等の治療戦略を要するか等、更なる研究・議論の余地があるが、慎重に行うことを前提として、MRgFUS や RF による段階的両側視床破壊術も検討すべき治療選択肢となり得る。

・両側 Vim-DBS

両側 Vim を標的とした DBS は、四肢振戦に加え、体軸振戦（頭部、音声、舌、体幹）に対する臨床効果および安全性の検討報告が複数なされている。

38 名の本態性振戦患者に段階的両側 Vim-DBS を行った研究において、CRST 運動尺度の合計は片側 Vim-DBS の 180 日後に 52%改善し、両側 Vim-DBS の 180 日後に 81.6%改善した[14]。体軸の振戦に関しては、それぞれ 64.3%、85.7%改善した。いずれも、両側手術の有効性を示した。デバイスおよび手術関連 AE は、片側手術後 27 件に生じ、そのうち 50%が軽快し、対側手術後には 33 件生じ、そのうち 78.8%が軽快した。言語、バランス、認知機能障害が片側術後 AE の 33.3%、対側術後 AE の 45.5%を占めた。対側術後のバランスおよび認知機能障害は、全て消失し、言語障害も半分以上が改善した。片側手術後に 4 件の重度 AE が発生し、対側術後にさらに 4 件の重度 AE が生じたが、これらのうち 7 件は DBS システムと無関係であった。両側 DBS 治療群に年齢を一致させた片側 DBS 治療患者 38 名では、重度 AE が 12 件生じ、このうち 3 件は DBS システムに無関係であった。

体軸の振戦に対する臨床効果を検討した別の報告では、本態性振戦患者 76 名に対し片側 Vim-DBS を行い、39 名に対し段階的両側 Vim-DBS を行ったところ、片側 DBS の 180 日後に CRST の体軸スコアが術前に比し 65%改善し、段階的両側 Vim-DBS では、片側 Vim-DBS よりもさらに体軸スコアが 63.2%改善した[15]。また、本態性振戦 23 名に対して Vim-DBS を行った報告におい

て、片側刺激より両側刺激のほうが体軸の振戦スコアの改善率が平均 81%（59〜100%）高かった（追跡期間 1〜36 か月）[6]。本研究では、22 名に片側ずつ段階的に DBS 電極が留置されており、残り 1 名は一期的に留置されていた。このうち 22 名に体軸の振戦が見られた。計 225 回の外来の中で、46 回（25%）は副作用のため刺激設定の調整を要した。自己申告された副作用の中で、頻度が高かったものは、構音障害（45%）、平衡感覚障害（41%）、運動障害（32%）、感覚障害（23%）であった。これらの副作用のうち、構音障害のみ、両側刺激で有意に頻度が高く（片側刺激で 0%、両側刺激で 27%）、その他はいずれも有意差は見られなかった。

　両側 Vim-DBS の安全性に関する報告として、歩行やバランスに対する影響を評価した研究において、DBS オンとオフの間に有意差は見られなかったものの、DBS の歩行やバランスに対する影響には個人差が大きいことが指摘されている[16]。また、言語機能に対する影響として、両側 Vim-DBS のほうが、片側 Vim-DBS よりも刺激誘発性の構音障害を呈しやすいとする報告がある[17]。さらに、両側 Vim-DBS を受けた本態性振戦患者を 70 歳未満と以上の二群に分けて、年齢による治療成績への影響を検討した研究において、外科的合併症やバランス障害は若齢群で多く、構音障害は高齢群で多かったものの、両群間で有効性や安全性に有意な差を認めなかった。認知機能は高齢群で改善しており、これらを総合して、両側 Vim-DBS は年齢に関係なく安全で有効な治療であると結論付けられている[18]。

　以上より、両側手術を行うことによって AE が増えるという報告が複数存在するものの、両側手術を安全に行える可能性が示唆され、両側肢や体軸の振戦の改善が望まれる場合、予測される利益とリスクを個々の症例で検討した上で、両側 Vim-DBS も検討すべき治療選択肢となり得る。

文献検索の概要

対象期間	無期限	
データベース	PubMed、Cochrane Library、医中誌 Web	
検索語	P	essential tremor
	I/C	bilateral Vim thalamotomy、radiofrequency ablation、focused ultrasound、bilateral Vim-DBS
制限	原著論文、RCT、症例シリーズ MRI を用いていないターゲット設定、評価スケールを用いていない研究は除外した。	
選定概要	279 件から設定した PICO や選定基準に合致した 13 件を採用した。	

文献

1) Hirai T, Miyazaki M, Nakajima H, Shibazaki T, Ohye C: The correlation between tremor characteristics and the predicted volume of effective lesions in stereotaxic nucleus ventralis intermedius thalamotomy. *Brain* 106: 1001-1018, 1983
2) Goldman MS, Ahlskog JE, Kelly PJ: The symptomatic and functional outcome of stereotactic thalamotomy for medically intractable essential tremor. *J Neurosurg* 76: 924-928, 1992
3) Wester K, Hauglie-Hanssen E: Stereotaxic thalamotomy--experiences from the levodopa era. *J Neurol Neurosurg Psychiatry* 53: 427-430, 1990
4) Pahwa R, Lyons KE, Wilkinson SB, et al.: Comparison of thalamotomy to deep brain stimulation of the thalamus in essential tremor. *Mov Disord* 16: 140-143, 2001
5) Obwegeser AA, Uitti RJ, Witte RJ, Lucas JA, Turk MF, Wharen RE, Jr.: Quantitative and qualitative outcome measures after thalamic deep brain stimulation to treat disabling tremors. *Neurosurgery* 48: 274-281, 2001

6) Putzke JD, Uitti RJ, Obwegeser AA, Wszolek ZK, Wharen RE: Bilateral thalamic deep brain stimulation: midline tremor control. *J Neurol Neurosurg Psychiatry* 76: 684-690, 2005
7) Elias WJ, Lipsman N, Ondo WG, et al.: A randomized trial of focused ultrasound thalamotomy for essential tremor. *N Engl J Med* 375: 730-739, 2016
8) Iorio-Morin C, Yamamoto K, Sarica C, et al.: Bilateral focused ultrasound thalamotomy for essential tremor (BEST-FUS Phase 2 Trial). *Mov Disord* 36: 2653-2662, 2021
9) Martinez-Fernandez R, Mahendran S, Pineda-Pardo JA, et al.: Bilateral staged magnetic resonance-guided focused ultrasound thalamotomy for the treatment of essential tremor: a case series study. *J Neurol Neurosurg Psychiatry* 92: 927-931, 2021
10) Fukutome K, Hirabayashi H, Osakada Y, Kuga Y, Ohnishi H: Bilateral magnetic resonance imaging-guided focused ultrasound thalamotomy for essential tremor. *Stereotact Funct Neurosurg* 100: 44-52, 2022
11) Fahn S, Tolosa E, Marín C: Clinical rating scale for tremor, in Jankovic J, Tolosa E (eds): *Parkinson's disease and movement disorders 2nd ed.* New York, Williams & Wilkins, 1993, pp 271-280
12) Horisawa S, Nonaka T, Kohara K, Mochizuki T, Kawamata T, Taira T: Bilateral radiofrequency ventral intermediate thalamotomy for essential tremor. *Stereotact Funct Neurosurg* 101: 30-40, 2023
13) Common Terminology Criteria for Adverse Events (CTCAE) Version 5.0. 2017; https://ctep.cancer.gov/protocoldevelopment/electronic_applications/docs/ctcae_v5_quick_reference_5x7.pdf (Accessed Oct 16 2023)
14) Prakash P, Deuschl G, Ozinga S, et al.: Benefits and risks of a staged-bilateral Vim versus unilateral Vim DBS for essential tremor. *Mov Disord Clin Pract* 9: 775-784, 2022
15) Mitchell KT, Larson P, Starr PA, et al.: Benefits and risks of unilateral and bilateral ventral intermediate nucleus deep brain stimulation for axial essential tremor symptoms. *Parkinsonism Relat Disord* 60: 126-132, 2019
16) Earhart GM, Clark BR, Tabbal SD, Perlmutter JS: Gait and balance in essential tremor: variable effects of bilateral thalamic stimulation. *Mov Disord* 24: 386-391, 2009
17) Becker J, Barbe MT, Hartinger M, et al.: The effect of uni- and bilateral thalamic deep brain stimulation on speech in patients with essential tremor: Acoustics and Intelligibility. *Neuromodulation* 20: 223-232, 2017
18) Klein J, Buntjen L, Jacobi G, et al.: Bilateral thalamic deep brain stimulation for essential tremor in elderly patients. *J Neural Transm (Vienna)* 124: 1093-1096, 2017

略 語

RF (radiofrequency ablation): 高周波熱凝固、CRST (clinical rating scale for tremor): 振戦臨床評価尺度、QUEST (quality of life in essential tremor): 本態性振戦QOL質問票、AE (adverse event): 有害事象、CTCAE (common terminology criteria for adverse events)

Question 3
刺激調整により本態性振戦に対するDBSの耐性は防げるか？

回答

● 刺激パラメータを繰り返し変更することで本態性振戦に対する DBS の耐性を防げる可能性があるが、確立した対処法はない。

付帯事項

● なし

解説

　本態性振戦に対する DBS 挿入後に一定期間経過し、「耐性」により振戦抑制効果が低減することが 1990 年代より報告されている[1,2]。「耐性」は、一度改善の認められた振戦が、時間の経過とともに再発・増悪所見を呈する現象とされる[3]。発現率の報告に差はあるが、最近では平均 56 か月間の追跡期間において最大 73%の患者において発生したとする報告もある[4]。この「耐性」には、いくつかの要因が関わっているとされ、疾患自体の進行、刺激電極の不適切な配置・刺激方法、刺激電極留置術後の microlesioning effect の消失、慢性刺激に対しての神経回路の生物学的適応などが挙げられているが[5]、標準的な治療方法は確立されておらず、これまでに様々な試みが行われている。なお、報告されているターゲットは視床中間腹側核（Vim）に限られている。

　小規模な患者群を対象としたものとして DBS ホリデー・オンデマンド刺激がある。

　DBS ホリデーと言われる、刺激を数日間オフにして再度オンにするという慢性刺激を一時中断する方法が検討されている[6]。DBS ホリデー後の刺激が、ホリデー前に比べて「耐性」状態を改善したと報告されているが、刺激を一定期間中断するため振戦リバウンドの可能性と QOL 低下による患者負担が大きい。右上肢振戦に対する左 Vim をターゲットとした DBS 患者に対し、右手を運動作業時のみ刺激をオンにするというオンデマンド刺激を行った研究では、術後 30 か月まで全例で「耐性」を生じなかったと報告された[7]。しかし、頻回の刺激中断・再開が必要になるため、ほとんどの患者にとって遵守は困難と考えられる。

　最近では、DBS の最適な刺激パラメータを 2 グループに分けて調整し、異なる刺激パラメータを交互に行うことで刺激に対する「耐性」の発生を防ぐことが可能か検討した二重盲検下での RCT が 2 つ報告されている。Seier らは、週ごとに 2 種類の刺激パラメータを交互に変更する実験的治療群と、12 週間同じ刺激設定を継続する標準治療群のいずれかに無作為に割り付けた RCT を行い、刺激調整完了時から 12 週間後の「耐性」発生を防げるか検討した。最終的に振戦評価尺度（TETRAS）の変化は実験治療群（7 症例）で-0.6、標準治療群（9 症例）で 6.7 と有意差を認め、交

互刺激による「耐性」予防効果があると考えられた（p=0.006）[8]。また、Petry-Schmelzer らは、17名の本態性振戦患者（実験的治療11症例、標準治療6症例）に対し、毎日刺激パラメータを交互に変更する方法をとり、10週間後まで振戦評価尺度（FTM-TRS）を用いて評価した。しかしながら、この毎日の刺激パラメータ変更では「耐性」予防効果は認めなかった[9]。Su らは、この交互に刺激パラメータを変更するアルゴリズムにおいて、パラメータ（刺激電極の配置・構成、刺激の強さ、周波数、振幅）が「耐性」に関与しているか検討しているが、適切な変更方法は依然不明のままである[10]。

以上より、最適な手法や耐性予防効果の一貫性には検討の余地があるものの、DBS を一時的にオフにする、もしくは刺激パラメータを変更することで「耐性」を防げる可能性があると言える。

文献検索の概要

対 象 期 間		無期限
データベース		Pubmed
検索語	P	essential tremor
	I/C	DBS
制 限		原著論文、RCT、観察研究、症例シリーズ、総説、メタ解析
選 定 概 要		PICO や選定基準に合致した10件を採用した。

文 献

1) Hariz MI, Shamsgovara P, Johansson F, et al. Tolerance and tremor rebound following long-term chronic thalamic stimulation for parkinsonian and essential tremor. *Stereotact Funct Neurosurg* 72: 208-218, 1999
2) Benabid AL, Pollak P, Gao D, et al. Chronic electrical stimulation of the ventralis intermedius nucleus of the thalamus as a treatment of movement disorders. *J Neurosurg* 84: 203-214, 1996
3) Pilitsis JG, Metman LV, Toleikis JR, et al. Factors involved in long-term efficacy of deep brain stimulation of the thalamus for essential tremor. *J Neurosurg* 109: 640-646, 2008
4) Shih LC, LaFaver K, Lim C, Papavassiliou E, et al: Loss of benefit in VIM thalamic deep brain stimulation (DBS) for essential tremor(ET): how prevalent is it? *Parkinsonism Relat Disord* 19: 676-679, 2013
5) Merchant SH, Kuo SH, Qiping Y, et al. Objective predictors of 'early tolerance' to ventral intermediate nucleus of thalamus deep brain stimulation in essential tremor patients. *Clin Neurophysiol* 129: 1628-1633, 2018
6) Garcia Ruiz PJ, Muñiz de Igneson J, et al. Deep brain stimulation holidays in essential tremor. *J Neurol* 248: 725–726, 2001
7) Kronenbuerger M, Fromm C, Block F, et al. On-demand deep brain stimulation for essential tremor: a report on four cases. *Mov Disord* 21: 401-405, 2006
8) Seier M, Hiller A, Quinn J, et al. Alternating thalamic deep brain stimulation for essential tremor: a trial to reduce habituation. *Mov Disord Clin Pract* 5: 620-626, 2018
9) Petry-Schmelzer JN, Reker P, Pochmann J, et al. Daily alternation of DBS settings does not prevent habituation of tremor suppression in essential tremor patients. *Mov Disord Clin Pract* 6: 417-418, 2019
10) Su KG, Kim HM, Martinez V. Repeated group alternation as a programming strategy for essential tremor patients experiencing rapid habituation with deep brain stimulation treatment. *Int J Neurosci* 131: 828-832, 2021

略 語

TETRAS (the essential tremor rating assessment scale), FTM-TRS (Fahn-Tolosa-Marin tremor rating scale)

Question 4
Holmes振戦に対して外科治療は有効か？

回答

- Holmes振戦の振戦症状に対し、機能的定位脳手術（DBSや破壊術）は有効な可能性がある。

付帯事項

- なし

解説

　Holmes振戦（HT）は、脳血管障害や脳腫瘍、頭部外傷、感染等に罹患した数週間から数年後に、高振幅で低周波（3～5 Hz）の安静時・企図振戦を呈する症候群であり、多くの場合、姿勢時振戦も伴う[1,2]。ドパミン作動性黒質線条体システムおよび小脳視床皮質路あるいは歯状核-赤核-オリーブ核路の障害によると考えられており、歴史的には、赤核振戦、中脳振戦、視床振戦とも呼ばれてきた[1]。

　これまでの報告のシステマティックレビューに基づき、HTに対するレベチラセタム、トリヘキシフェニジル、レボドパ等を用いた投薬治療と外科的治療の振戦抑制効果を評価した研究において、外科的治療のほうが、投薬治療よりも振戦抑制効果が高い可能性が示唆されている[3]。

　HTに対する投薬治療を行っても改善が乏しい場合、手術治療が選択肢となる。これまで、複数のターゲットに対する機能的定位脳手術による臨床効果の報告が為されている。薬剤抵抗性HT患者3名に対し、振戦と対側の視床吻腹側核（Vo）/視床中間腹側核（Vim）およびposterior subthalamic area（PSA）に1本ずつ電極を留置し、1名に対し、PSAに1本の電極を留置した研究において、2年以上に渡り全員良好な振戦の改善を得た[4]。また、いずれか一方の電極を刺激した場合よりも、両方の電極を刺激した場合のほうが、安静時・姿勢時・動作時/企図振戦のいずれにおいても良好な改善が得られた。なお、刺激による有害事象は生じなかった。

　GPi-DBSを行った4名の薬剤抵抗性HT患者の振戦は、術後平均33.8か月後、Fahn-Tolosa-Marin振戦スケール（CRST）で術前平均53.3から11.3へ、平均78.9%改善した[5]。7名のHT患者にGPi-DBS（5名片側、2名両側）、3名のHT患者にVim-DBS（2名片側、1名両側）を行い、平均5.8年フォローアップし治療効果を評価した研究では、CRSTを用いて評価された振戦は術後有意に改善し、企図振戦より安静時振戦のほうが改善しやすく、合併症はなかったと報告されている[6]。

　Vimまたは歯状核-赤核-視床路（DRTT）をターゲットとしてDBSを行った4名のHT患者の治療効果を平均5.3年（4～9年）フォローアップした報告では、CRSTにて振戦評価され、3名で

は3〜4年以内に改善効果が薄れ、刺激設定を調整しても改善しなかった[7]。CRST Part Cで評価された日常生活動作におけるdisabilityは、治療後有意に改善したものの、経時的に悪化し、3名では術前の状態よりも低下した。さらに、SF-36によって精神的側面と身体的側面のQOLを評価したところ、術後一時的に改善する傾向を示したものの、長期的な改善は得られず、また、臨床症状の改善と必ずしも相関しないと考察されている。

HT患者に対する視床破壊術の報告も複数あり[8-14]、視床破壊術による振戦改善効果が示されている。しかし、HTに対する定位脳手術の報告は、そのほとんどが症例報告であり、改善効果の程度や長期成績等については、更なる研究が望まれる。

以上より、HT患者の振戦抑制に、機能的定位脳手術は有効な可能性がある。ただし、HT患者は、振戦以外にも失調や運動麻痺に感覚障害等の症状を有していることが往々にしてあり、振戦以外の症状が生活の質に与えている影響を考慮し、振戦を改善することによる利益とリスクを勘案した上で手術適応を判断する必要がある。手術のターゲットは、Vo/Vim, PSA, GPiと複数報告されており、いずれが最適かは統一した見解が得られていないため、HT患者の振戦を来している原発病変の位置等を考慮し、個々の症例で判断することが望ましい。

文献検索の概要

対象期間		無期限
データベース		PubMed、Cochrane Library、医中誌Web
検索語	P	Holmes tremor
	I/C	radiofrequency ablation、MRgFUS、DBS
制限		原著論文、RCT、症例シリーズ
選定概要		77件から設定したPICOや選定基準に合致した14件を採用した。

文献

1) Pyrgelis ES, Agapiou E, Angelopoulou E: Holmes tremor: An updated review. *Neurol Sci* 43: 6731-6740, 2022
2) Deuschl G, Bain P, Brin M: Consensus statement of the Movement Disorder Society on Tremor. Ad Hoc Scientific Committee. *Mov Disord* 13 Suppl 3: 2-23, 1998
3) Wang KL, Wong JK, Eisinger RS, et al.: Therapeutic advances in the treatment of Holmes tremor: Systematic review. *Neuromodulation* 25: 796-803, 2022
4) Kobayashi K, Katayama Y, Oshima H, et al.: Multitarget, dual-electrode deep brain stimulation of the thalamus and subthalamic area for treatment of Holmes' tremor. *J Neurosurg* 120: 1025-1032, 2014
5) Kilbane C, Ramirez-Zamora A, Ryapolova-Webb E, et al.: Pallidal stimulation for Holmes tremor: clinical outcomes and single-unit recordings in 4 cases. *J Neurosurg* 122: 1306–1314, 2015
6) Espinoza Martinez JA, Arango GJ, Fonoff ET, et al.: Deep brain stimulation of the globus pallidus internus or ventralis intermedius nucleus of thalamus for Holmes tremor. *Neurosurg Rev* 38: 753-763, 2015
7) Bargiotas P, Nguyen TAK, Bracht T, et al.: Long-term outcome and neuroimaging of deep brain stimulation in Holmes tremor: A case series. *Neuromodulation* 24: 392-399, 2021
8) Kim MC, Son BC, Miyagi Y, Kang JK: Vim thalamotomy for Holmes' tremor secondary to midbrain tumour. *J Neurol Neurosurg Psychiatry* 73: 453-455, 2002
9) Maki F, Sato S, Watanabe K, et al.: Vim thalamotomy in a patient with Holmes' tremor and palatal tremor - Pathophysiological considerations. *BMC Neurol* 15: 26, 2015
10) Oliveira JO, Jr., Jorge Cecilio SA, Fernandes Oliveira M, et al.: VIM thalamotomy in the treatment of Holmes' tremor secondary to HIV-associated midbrain lesion: a case report. *J Neurosurg Sci* 61: 544-546, 2017

11) Razmkon A, Yousefi O, Vaidyanathan J: Using preimplanted deep brain stimulation electrodes for rescue thalamotomy in a case of Holmes tremor: A case report and review of the literature. *Stereotact Funct Neurosurg* 98: 136-141, 2020
12) Onder H, Kocer B, Comoglu S: Early recurrence of Holmes tremor after radiofrequency thalamotomy. *Ann Indian Acad Neurol* 25: 755-756, 2022
13) Oda K, Morishita T, Tanaka H, Kobayashi H, Abe H: Case report: Radiofrequency thalamotomy as palliative care for Holmes tremor in a patient with terminal cancer and cardiac pacemaker. *Surg Neurol Int* 13: 484, 2022
14) Yamamoto K, Ito H, Fukutake S, et al. Factors associated with heating efficiency in transcranial focused ultrasound therapy. *Neurol Med Chir (Tokyo)* 60: 594-599, 2020

略語

HT (Holmes tremor): Holmes振戦、Vo (ventralis oralis): 視床腹吻側核、CRST (clinical rating scale for tremor): 振戦臨床評価尺度、DRTT (dentato-rubro-thalamic tract): 歯状核赤核視床路、SF-36 (36-Item short form health survey)

Question 5
振戦に対する適切なDBSのターゲットはどこか？

回答
- PSA-DBS は Vim-DBS と同等以上の振戦抑制効果を示し、刺激誘発性の副作用も少ない可能性がある。
- Vim と PSA の両領域を通過するように電極を留置し、個々の症例における適切な刺激部位を選択することは一つの治療手段となり得る。

付帯事項
- なし

解説

　視床 Vim 核は振戦に対する DBS の標準的なターゲットの一つであり、その刺激による振戦抑制効果が示されている他、PSA も振戦に対する DBS のターゲットとして報告されている。PSA は解剖学的に視床より腹側、赤核の外側、視床下核の後内側に位置する[1]。同領域は、主に小脳歯状核から視床 Vim 核への入力信号の経路を含んでおり、prelemniscal radiation や caudal zona incerta という DBS のターゲットとして呼称される。Vim が最も多く報告されている DBS のターゲットであるが、PSA-DBS の振戦抑制効果についても報告がいくつも存在する。これら二つの方法を比較した RCT がシステマティックレビューにて 2 編存在する。

　Barbe らは、13 名の本態性振戦患者を対象に、Vim と PSA 両方を通過するように電極を両側に留置し、術後 3 か月目に PSA-DBS 群と Vim-DBS 群に無作為にグループ分けをした。その後の 4 か月間、2 か月ずつ PSA-DBS と Vim-DBS の臨床効果を比較する二重盲検クロスオーバー期を設けた。振戦評価尺度（TRS の合計点）は術前に比べ、PSA-DBS は 64%改善させ（p=0.001）、Vim-DBS は 50%改善させた（p=0.002）。ターゲット間で TRS の合計点の改善に有意差は認められなかったものの（p=0.086）、使用された左右合計の電流値は PSA-DBS のほうが Vim-DBS より有意に低かった（PSA：4.35 ± 1.52 mA、Vim：5.88 ± 2.1 mA、p=0.006）[2]。また、同 RCT の患者における刺激側と対側における半身 TRS Part A＋B スコアをサブ解析した Dembek らの報告では、PSA-DBS のほうが Vim-DBS より有意に大きな振戦改善効果を示した（p=0.005）[3]。

　同 RCT の合併症に関しては、最初にリクルートされた 14 名の患者のうち 1 名が術中に脳出血を合併したため研究から除外された。他の 1 名で電極に沿った出血が生じ、一過性の不全片麻痺と失語を合併した。クロスオーバー期において PSA-DBS により失調歩行が 3 例、構音障害が 4 例、Vim-DBS により失調歩行が 5 例、構音障害が 7 例報告されており、構音障害の自覚症状は PSA-DBS のほうが軽度であった（p=0.040）。ただし、同じコホートにおける発語への影響を客観的評価法でサブ解析した研究では、Vim 刺激と PSA 刺激はいずれも構音障害を同程度に呈し、発語に対

する影響の群間差は見られなかった[4]。

　Kvernmo らによるもう一つの RCT では、本態性振戦、パーキンソン病、ジストニア、小脳振戦等を含む 45 人の様々な病態による薬剤抵抗性の重症振戦患者を対象とした。上述の RCT と同様に Vim と PSA 両方を通過するように両側もしくは片側に電極が留置され、3 か月おきに Vim-DBS と PSA-DBS を切り替える二重盲検クロスオーバー比較試験が行われた。主要評価項目は TRS の上肢サブスコアの合計点だった。上肢サブスコアの術前後の差を比較すると、Vim-DBS よりも PSA-DBS のほうが優れていたと報告している[5]。

　Fan らは、本態性振戦に対する DBS に関する 23 の研究報告から Vim-DBS と PSA-DBS の治療成績を比較した。この中には Vim-DBS を受けた 326 名、PSA-DBS を受けた患者 122 名が含まれた。平均追跡期間は PSA-DBS で 12.81 か月、Vim-DBS で 14.66 か月であった。振戦評価尺度（TRS）の改善率において、PSA-DBS は Vim-DBS よりも有意に高く（主要分析：$p=0.043$、感度分析：$p=0.030$）、特に両側 PSA-DBS は両側および片側 Vim-DBS よりも有意に優れていた（$p=0.001$）。Vim-DBS の刺激関連合併症率は PSA-DBS よりも高かった（$p=0.022$）[6]。

　これらの研究結果から、PSA は Vim の刺激よりも副作用が少なく、同等以上の振戦抑制効果が得られる DBS のターゲットであることが示唆されるが、RCT の数が限られていることから PSA-DBS の優位性を結論付けることはできない。

文献検索の概要

対象期間	無期限
データベース	PubMed
検索語　P	essential tremor
I/C	DBS、Vim、cZi、PSA
制　限	原著論文、RCT、観察研究
選定概要	36 件から設定した PICO や選定基準に合致した 6 件を採用した。

文　献

1) Lévy JP, Nguyen TAK, Lachenmayer L, et al.: Structure-function relationship of the posterior subthalamic area with directional deep brain stimulation for essential tremor. *Neuroimage Clin* 28: 102486, 2020
2) Barbe MT, Reker P, Hamacher S, et al.: DBS of the PSA and the VIM in essential tremor: A randomized, double-blind, crossover trial. *Neurology* 91: 543–550, 2018
3) Dembek TA, Petry-Schmelzer JN, Reker P, et al.: PSA and VIM DBS efficiency in essential tremor depends on distance to the dentatorubrothalamic tract. *Neuroimage Clin* 26: 102235, 2020
4) Becker J, Thies T, Petry-Schmelzer JN, et al.: The effects of thalamic and posterior subthalamic deep brain stimulation on speech in patients with essential tremor – A prospective, randomized, doubleblind crossover study. *Brain Lang* 202: 104724, 2020
5) Kvernmo N, Konglund AE, Reich MM, et al.: Deep Brain Stimulation for Arm Tremor: A Randomized Trial Comparing Two Targets. *Ann Neurol* 91: 585–601, 2022
6) Fan H, Bai Y, Yin Z, et al.: Which one is the superior target? A comparison and pooled analysis between posterior subthalamic area and ventral intermediate nucleus deep brain stimulation for essential tremor. *CNS Neurosci Ther* 28: 1380–1392, 2022

略　語

PSA (posterior subthalamic area)、TRS (tremor rating scale): 振戦評価尺度

トピック3 ジストニア

▶総論

・病態

ジストニアは、一定のパターンを有する異常な筋収縮により姿勢や動作が障害される病態である[1]。ジストニアは疾患名ではなく、振戦などと同様に不随意運動の症候を表す言葉である。ジストニアの病態は、主に大脳基底核視床皮質回路を形成する直接路（目的の筋肉を駆動させるために働く）と間接路（不必要な周辺の筋活動を抑制させるために働く）のバランス障害によって生じると考えられている。大脳基底核視床皮質回路を形成する淡蒼球内節や視床の手術によってジストニアが改善することは、これらの病態仮説を一定程度裏付けるものである。さらに最近では小脳機能異常の関与も注目されている。

・ジストニアの分類

ジストニアの分類は以前より罹患部位による分類、原因による分類、年齢による分類など様々なものがあったが統一されたものはなかった。2013年に新しい国際分類法が提唱され臨床的特徴（発症年齢、罹患部位、経過、随伴症状）と病因（神経病理、原因）による二軸構成となった[2]。発症年齢による分類は乳児期（出生から2歳）、小児期（3〜12歳）、青年期（13〜20歳）、成人早期（21〜40歳）、成人（>40歳）とされている。罹患部位による分類では、身体を7部位（頭部上半域、頭部下半域、頸部、喉頭、体幹、上肢、下肢）に区分し、どの部位が罹患しているかで以下の5型に分類される。局所性（1部位のみ）、分節性（隣接する2つ以上の部位）、全身性（体幹＋その他2部位以上）、多巣性（隣接しない2つ以上の部位）、片側性（身体の1側のみ）となっているが、全身性において従来は脚部が必須であったのに対し新分類では体幹が必須となっている。経過による分類では疾患経過として停止性または進行性、症状変動として持続性、動作特異性、日内変動性、発作性に分類されている。随伴症状による分類では、振戦以外の運動症候を伴わないジストニアのみの孤立性（isolated）か、ミオクローヌスやパーキンソニズムなどの他の運動症候を伴う複合性（combined）かに分類される。神経病理による分類としては進行性の神経変性あり、非進行性の形態異常、いずれも認めないに分類される。原因による分類としては遺伝性、後天性、特発性の3つに分類される。従来は背景疾患や原因を特定できないものを一次性、他疾患などに続発するものを二次性（症候性）に分類され、一次性はさらに遺伝性、非遺伝性（特発性）に分類されていた。一次性・二次性の二分法は現在も用いられることがあるが新しい分類では用いられていない。かつて一次性ジストニアとされた病型の多くは孤立性ジストニアに含まれることが多い。

・疫学

ジストニアは本態性振戦、パーキンソン病に次いで3番目に多い不随意運動である。平成15年度に実施したジストニア研究班による調査では、わが国の一次性ジストニアの有病率は13〜15人/10万人と推定され、うち遺伝性ジストニアは0.31人/10万人と推定された[3]。

・臨床徴候

　ジストニアの診断に有用な客観的な生理学的及び画像検査がないため、臨床徴候が診断に重要である。最も基本的な臨床徴候は定型性である[4]。不随意運動のパターンは、基本的に患者ごとにおいて常に一定である。不随意運動の強さは緊張状態によって悪化するなど、変動することはあるが、不随意運動自体は変容しない（頚部ジストニアの場合、回旋方向は常に一定である）。動作特異性もジストニアの重要な臨床徴候である[4]。特定の動作によってジストニアが誘発されるのは、書痙や音楽家ジストニアなどに見られる。書痙では、書字という動作によって書字動作に関連する筋肉にジストニアを発症する。頚部ジストニアでは、安静臥床では症状がなく、座位や立位でジストニア症状が出現し、歩行時にさらに増悪することが多い。感覚トリックは、特定の感覚入力によってジストニア症状が軽快する現象である[4]。頚部ジストニアでは、頬や後頭部を手で触れるなどによって、頚部ジストニア症状が軽減する。痙攣性発声障害では、喉を手で触れると発声しやすいなどである。早朝効果は、起床時にジストニア症状が軽いという現象である。ジストニア症状の進行に伴い、早朝効果は消失することがある。共収縮は、互いに拮抗関係にある筋肉が同時に収縮する現象であり、ジストニアにおける本質的な異常と考えられている[4]。

・内服治療

　ジストニアに対して用いられる内服治療には、トリヘキシフェニジル[5]、クロナゼパム、ゾルピデムなどがある[6]。また、薬剤誘発性（遅発性）ジスキネジアに対しては、バルベナジンも使用される[7]。しかし、内服治療は概して有効率が低いこと、増量に伴う眠気などの合併症、効果自体が決して高くないこと、などから、内服治療のみではジストニアをコントロールすることは困難なことが多い。

・ボツリヌス毒素治療

　眼瞼痙攣や頚部ジストニアなどの局所性ジストニアに使用され[8]、本邦では眼瞼痙攣と頚部ジストニアのみがボツリヌス毒素の保険適応を取得している。上肢や下肢、喉頭部ジストニア（痙攣性発声障害）などに対してもボツリヌス毒素は使用されることがある。ボツリヌス毒素は2〜3か月程度の効果を持続すること、不可逆的なリスクがないことが特徴である。一方、頻回投与による抗体誘導によって効果が減弱すること、保険適応があっても高額な治療であること、無効例があること、施行医によって効果が異なることなどが問題である。

・外科的治療

　内服治療やボツリヌス毒素治療に抵抗性のジストニアに対して、外科的治療が考慮される。淡蒼球内節に対するDBSが主に用いられている外科的治療である。全身性および分節性ジストニア、頚部ジストニアに対して主に用いられている[9,10]。書痙や音楽家ジストニアなどの上肢に生じた動作特異性局所ジストニアに対しては、視床腹吻側核に対する高周波熱凝固療法が用いられているが[11]、頚部ジストニアに対する淡蒼球視床路凝固療法の有用性についても注目されている[12]。頚部ジストニアに対しては、ジストニア症状に関与する頚部筋群を支配する神経を選択的に遮断する選択的末梢神経遮断術も用いられている[13]。病因から手術適応を検討すると、DYT-1ジストニア

やDYT-11ジストニアなどは、DBSによる改善効果が高いことが報告されている。また、抗精神病薬などの長期的服用によって生じる薬剤誘発性ジストニアもDBSによる改善効果が高いことが報告されている。

文　献

1) Albanese A, Barnes MP, Bhatia KP, et al.: A systematic review on the diagnosis and treatment of primary (idiopathic) dystonia and dystonia plus syndromes: report of an EFNS/MDS-ES Task Force. *Eur J Neurol* 13: 433-444, 2006
2) Albanese, A, Bhatia, K, Bressman, SB, et al.: Phenomenology and classification of dystonia: a consensus update. *Mov Disord* 28, 863-873, 2013.
3) 日本神経学会 監修,「ジストニア診療ガイドライン」作成委員会 編: ジストニア診療ガイドライン2018. 南江堂, 2018
4) 長谷川一子（主任研究者）．厚生労働省精神・神経疾患研究委託費18 指-2 ジストニアの疫学, 病態, 治療に関する研究. 平成18-20年度総括研究報告書, 2009
5) Balash Y, Giladi N: Efficacy of pharmacological treatment of dystonia: evidence-based review including meta-analysis of the effect of botulinum toxin and other cure options. *Eur J Neurol* 11, 361-370, 2004
6) 目崎高広: ジストニアの病態と治療. *臨床神経学* 51, 465-470, 2011
7) Sajatovic M, Alexopoulos G, Farahmand K, Jimenez R: Effects of long-term valbenazine in KINECT 4: post hoc response and shift analyses in younger and older adults with tardive dyskinesia. *Am J Geriatr Psychiatry* 28: S145-S146, 2020
8) Dressler D, Fereshte A S, Raymond L R: Botulinum toxin therapy of dystonia. *J Neural Transm (Vienna)* 128: 531-537, 2021
9) Kupsch A, Benecke R, Müller J, et al.: Pallidal deep-brain stimulation in primary generalized or segmental dystonia. *N Engl J Med* 355: 1978-1990, 2006
10) Volkmann J, Mueller J, Deuschl G, et al.: Pallidal neurostimulation in patients with medication-refractory cervical dystonia: a randomised, sham-controlled trial. *Lancet Neurol* 13: 875-884, 2014
11) Horisawa S, Ochiai T, Goto S, et al.: Safety and long-term efficacy of ventro-oral thalamotomy for focal hand dystonia: A retrospective study of 171 patients. *Neurology* 92: e371-e377, 2019
12) Horisawa S, Kohara K, Nonaka T, et al.: Unilateral pallidothalamic tractotomy at Forel's field H1 for cervical dystonia. *Ann Clin Transl Neurol* 9: 478-487, 2022
13) Bertrand, CM: Selective peripheral denervation for spasmodic torticollis: surgical technique, results, and observations in 260 cases. *Surg Neurol* 40: 96-103, 1993

CQ 孤立性ジストニア（一次性ジストニア）に対してGPi-DBSを行うことが推奨されるか？

推奨

- 薬物治療など標準的な治療に抵抗性の孤立性ジストニアに対して、GPi-DBSを行うことを提案する。
  弱い推奨／エビデンスの強さ「弱い」（2C）（合意率：94.7%）

付帯事項

- なし

解説

孤立性ジストニアの保存的治療には、一般に薬物療法やボツリヌス毒素の治療が用いられる。薬物療法やボツリヌス毒素の注射に抵抗性の重症例の孤立性ジストニアに対して、GPi-DBSが行われる場合がある。また孤立性ジストニアの中で最も頻度の高い頸部ジストニアにおいては、ボツリヌス毒素による治療が有効であるが、適切な部位への投与が困難な場合や、繰り返しボツリヌス毒素の投与をすることで抗体誘導が生じボツリヌス毒素の効果が減弱する場合など、ボツリヌス毒素治療に抵抗性のある頸部ジストニア患者に対しても、GPi-DBSが用いられている。文献検索の結果、孤立性ジストニアに対するGPi-DBSのRCTは2報のみであった。

Kupschらは40名の全身性および分節性ジストニアに対してGPi-DBSを行い、GPi刺激群とシャム刺激（刺激Off）群に1対1でランダムに割り当てた[1]。主要評価項目である3か月後のBFMDRSの改善度は、シャム刺激群では1.4点の改善であり、刺激群では15.8点の改善であった。3か月の評価後に盲検解除して、全例を刺激群として6か月間の追加経過観察を行った。シャム刺激群に割り当てられた群では、その後の6か月の刺激によりBFMDRSは12点の改善を認めた。主要評価項目におけるシャム刺激群に対するGPi刺激群は、3か月後のBFMDRSの有意な改善があると報告した。

Volkmanらによる頸部ジストニアに対するGPi-DBSのランダム化比較試験では、32名をGPi刺激群、30名をシャム刺激（刺激Off）群にランダムに割り当て、3か月後のTWSTRSの改善を主要評価項目とした[2]。3か月後のTWSTRSは、GPi刺激群で5.1点改善、シャム刺激群で1.3点改善であり、GPi刺激群において有意な改善があると報告した。

合併症については、Kupshらの研究では、GPi刺激群で5人、シャム刺激群で3人であった。重篤な合併症は、GPi刺激群で感染、リードのずれが1例ずつに認められ、シャム刺激群では感染を2例に認めた。そのほかの合併症は、GPi刺激群で、術後混乱、てんかん、皮下血腫貯留、構音障

害を 1 例ずつに認め、シャム刺激群では顔面神経麻痺を 1 例に認めた。Volkmann らの報告では、重篤な合併症は GPi 刺激群で 5 例（感染、リードのずれ、刺激装置の移動、顔面麻痺、うつ）、シャム刺激群では 11 例（感染、リードのずれ、接続ケーブルの故障、てんかんなど）に認めた。重篤な合併症は、多くがデバイスに関連した合併症であった。

　有害事象の報告はあるものの、その多くがデバイス関連のトラブルであり、神経脱落症状として後遺するものではないが、いずれの RCT でも刺激調整における盲検化がなされていない点においてはバイアスが高くなるため、強い推奨はできない。しかし、GPi-DBS は、ジストニアの症状を有意に改善させることから、内服治療やボツリヌス毒素の治療などの保存的治療に抵抗性の全身性、分節性、頸部ジストニアに対して考慮してもよい治療である。

文献検索の概要

対象期間		2000 年～ 2022 年
データベース		PubMed、Cochrane Library、医中誌 Web
検索語	P	primary dystonia
	I/C	GPi-DBS
制限		RCT
選定概要		7 件から設定した PICO や選定基準に合致した 2 件を採用した。
アウトカム		BFMDRS、TWSTRS、合併症

文　献

1) Kupsch A, Benecke R, Müller J, et al.: Pallidal deep-brain stimulation in primary generalized or segmental dystonia. *N Engl J Med* 355: 1978-90, 2006.
2) Volkmann J, Wolters A, Kupsch A, et al.: Pallidal deep brain stimulation in patients with primary generalized or segmental dystonia: 5-year follow-up of a randomised trial. *Lancet Neurol* 11:1029-38, 2012

略　語

BFMDRS (Burke-Fahn-Marsden dystonia rating scale): Burke-Fahn-Marsdenジストニア評価尺度、TWSTRS (Toronto western spasmodic torticollis rating scale): Toronto western痙性斜頸評価尺度

Question 1
孤立性ジストニア（一次性ジストニア）に対してSTN-DBSは有効か？

回 答
- 孤立性ジストニアに対してSTN-DBSは、GPi-DBSと同等の有効性が示唆される。

付帯事項
- なし

解 説

　1980年代よりパーキンソン病におけるジスキネジアやオフジストニアに対するGPi凝固術の有用性が報告され、1990年代に入って一次性ジストニアに対してもGPi凝固術が行われるようになった[1,2]。DBS登場後は両側GPi手術が可能となり、GPiがジストニアに対するメインターゲットの位置を占めてきたが、腹側GPi刺激によるパーキンソニズム誘発等の問題点も指摘されている[3,4]。一方でSTNもパーキンソン病のオフジストニアを直接抑制することからジストニアに対しても有効である可能性があり、GPi-DBSで問題となるパーキンソニズムが誘発されにくいことから、孤立性（一次性）ジストニアに対するSTN-DBSの有用性について関心が高まっている。孤立性（一次性）ジストニアに対するSTN-DBSのRCTは、GPi-DBSを比較対象とした1報告のみである[5]。この試験は12名の孤立性（一次性）ジストニアにSTNとGPi双方に電極を留置し初期刺激部位を無作為に割り付け、6か月後に刺激部位を交代して比較したクロスオーバー比較試験である。刺激6か月後のジストニア評価尺度（BFMDRS）の平均改善点は、STN-DBSで13.8、GPi-DBSで9.1であったが、有意差はなかったと報告している。同じ研究グループが、ランダム化比較試験終了後、STN-DBS選択群8例とGPi-DBS選択群6例を長期観察した前向きコホート研究を行っているが、5～15年の観察で両群とも有意な運動症状改善を維持しており、群間差はなかったと報告している[6]。その他、孤立性（一次性）ジストニアに対するSTN-DBSとGPi-DBSの効果を比較した後ろ向きコホート研究が3つ存在する[7-9]。うち、Linらは異なる罹患部位を含む孤立性ジストニアをコホートとしてSTN-DBS39例とGPi-DBS32例を比較している[7]。術後1か月/1年/3年のBFMDRS改善度は、STN-DBSで65%/70%/74%、GPi-DBSで44%/51%/59%でありSTN-DBSのほうが有意に高く、部位別では眼、口、上肢の症状はSTN-DBSで改善度が高く、体軸症状はGPi-DBSで改善度が高かったと報告している[7]。残りの2つの後ろ向きコホート研究はMeige症候群を対象としており、比較的均質性が高い疾患群における比較研究である[8,9]。いずれも刺激部位による運動症状改善度に差はなかったが、LiuらはMeige症候群42例においてSTN-DBS群21例とGPi-DBS群21例を比較し、1年間のフォローアップでSTN-DBS群のほうがハ

ミルトンうつ病評価尺度、ハミルトン不安評価尺度の改善度が有意に高かったと報告している[9]。また、頚部ジストニアに対しては、STN-DBS の症例シリーズ報告が 2 つある[10,11]。いずれも 9 例の頚部ジストニアの痙性斜頚評価尺度（TWSTRS）を術前後で比較しており、12 か月後の平均改善度は 62.9％と 87.2％で有意な改善を認めた。二次性を含むジストニア全般を対象としたものだが、319 例の GPi-DBS 施行症例と 113 例の STN-DBS 施行症例を比較したメタアナリシスでは運動症状改善度、QOL、気分に差がなかったと報告している[12]。頚部ジストニアに対する STN-DBS と GPi-DBS の治療成績を解析したメタアナリシスによれば、STN-DBS 24 例、GPi-DBS 125 例を比較し、TWSTRS の平均改善率は STN-DBS で 46.4％、GPi-DBS で 51.6％であり有意差はなかったと報告している[13]。STN-DBS 後の合併症率は 23.8～34.0％であり GPi-DBS と差はないが[11,12]、STN-DBS でジスキネジアの出現が多いと報告されている[13]。

　以上の結果から孤立性（一次性）ジストニアに対して STN-DBS は GPi-DBS と同等の効果を有する可能性がある。しかし、孤立性（一次性）ジストニアに対する STN-DBS の報告は、ある一定の施設や国からの報告が多い傾向にありエビデンスレベルの高い報告がないため、今後の大規模な RCT の実施が待たれる。

文献検索の概要

対象期間		2000 年～2023 年
データベース		PubMed、Cochrane Library、医中誌 Web
検索語	P	dystonic disorders、dystonia、torticollis、Meige syndrome、Segawa syndrome、blepharospasm、writer's cramp
	I/C	STN-DBS/シャム刺激、保存的治療、無治療、GPi-DBS
制限		原著論文、RCT、観察研究、症例シリーズ、総説、メタ解析
選定概要		65 件から設定した PICO や選定基準に合致した 16 件を採用した。

文献

1) Laitinen LV, Bergenheim AT, Hariz MI: Leksell's posteroventral pallidotomy in the treatment of Parkinson's disease. *J Neurosurg* 76: 53-61, 1992
2) Cif L, Hariz M: Seventy Years with the Globus Pallidus: Pallidal Surgery for Movement Disorders Between 1947 and 2017. *Mov Disord* 32: 972-982, 2017
3) Zauber SE, Watson N, Comella CL, Bakay RA, Metman LV: Stimulation-induced parkinsonism after posteroventral deep brain stimulation of the globus pallidus internus for craniocervical dystonia. *J Neurosurg* 110: 229-233, 2009
4) Schrader C, Capelle HH, Kinfe TM, et al.: GPi-DBS may induce a hypokinetic gait disorder with freezing of gait in patients with dystonia. *Neurology* 77: 483-488, 2011
5) Schjerling L, Hjermind LE, Jespersen B, et al.: A randomized double-blind crossover trial comparing subthalamic and pallidal deep brain stimulation for dystonia. *J Neurosurg* 119: 1537-1545, 2013
6) Hock AN, Jensen SR, Svaerke KW, et al.: A randomised double-blind controlled study of Deep Brain Stimulation for dystonia in STN or GPi - A long term follow-up after up to 15 years. *Parkinsonism Relat Disord* 96: 74-79, 2022
7) Lin S, Shu Y, Zhang C, et al.: Globus pallidus internus versus subthalamic nucleus deep brain stimulation for isolated dystonia: A 3-year follow-up. *Eur J Neurol* 30: 2629-40, 2023
8) Tian H, Xiong NX, Xiong N, et al.: Similar Long-Term Clinical Outcomes of Deep Brain Stimulation With Different Electrode Targets for Primary Meige Syndrome: One Institution's Experience of 17 Cases. *Neuromodulation* 24: 300-6, 2021
9) Liu J, Ding H, Xu K, et al.: Pallidal versus subthalamic deep-brain stimulation for meige syndrome: a retrospective study. *Sci Rep* 11: 8742, 2021

10) Ostrem JL, Racine CA, Glass GA, et al.: Subthalamic nucleus deep brain stimulation in primary cervical dystonia. *Neurology* 76: 870-878, 2011
11) Yin F, Zhao M, Yan X, et al.: Bilateral subthalamic nucleus deep brain stimulation for refractory isolated cervical dystonia. *Sci Rep* 12: 7678, 2022
12) Fan H, Zheng Z, Yin Z, Zhang J, Lu G: Deep Brain Stimulation Treating Dystonia: A Systematic Review of Targets, Body Distributions and Etiology Classifications. Front Hum *Neurosci* 15: 757579, 2021
13) Tsuboi T, Wong JK, Almeida L, et al.: A pooled meta-analysis of GPi and STN deep brain stimulation outcomes for cervical dystonia. *J Neurol* 267: 1278-1290, 2020

略語

BFMDRS (Burke-Fahn-Marsden dystonia rating scale): Burke-Fahn-Marsdenジストニア評価尺度、TWSTRS (Toronto western spasmodic torticollis rating scale): Toronto western痙性斜頸評価尺度

Question 2
遅発性ジストニアに対してGPi-DBSは有効か？

回答
- 遅発性ジストニアに対するGPiを標的としたDBSは有効性が示唆される。

付帯事項
- なし

解説

　遅発性ジストニアは、ドパミン受容体遮断薬など抗精神病薬治療に伴うジストニアで、時に制吐剤や抗うつ薬でも起こる。遅発性ジストニアと遅発性ジスキネジアは遅発性症候群として総称されることがあるが、疫学、運動の特徴、保存的治療への反応性も異なるため両者は異なる病態として扱うことが望ましく、ここでは遅発性ジストニアのみ扱う。精神症状への影響が許容される場合には、初期治療として原因薬剤の漸減中止や非定型抗精神病薬への変更が試みられる。また抗コリン薬やボツリヌス療法なども行われるが、内科的治療に抵抗性で難治に経過することも多い。その場合、外科治療として定位脳手術（特にGPi-DBS）が検討される。

　遅発性ジストニアにGPi-DBSを行ったエビデンスレベルの高い報告は少なく、RCTはGruberらの1編のみである[1]。DBSの埋め込み術後3か月までを刺激群（12例）vs. 刺激を行わないシャム群（13例）として比較したRCTを行い、その後オープン試験で両群ともに刺激を行い、刺激継続6か月時点で評価している。術後3か月の盲検期間の刺激群のジストニア評価尺度（BFMDRS）の運動スコア改善率（盲検下のビデオによる症状評価）は、22.8%と術前に比べ有意に改善していた。しかし、シャム群の改善率も12.0%であり、2群間に有意差は認めなかった。非盲検期間開始後6か月時点のBFMDRSは41.5%とベースラインに比べ有意に改善した。不安と抑うつの尺度（HADS）は平均で26%改善し、そのうち不安のサブスコアは34%改善していた。一方で他者評価のハミルトンうつ病評価尺度（HAM-D）は4%悪化した。認知機能はマティス認知症評価尺度（MDRS）で評価され、DBS介入後の悪化は無かった。RCTで2群間のBFMDRSに有意差が無かった理由について、Gruberらはサンプルサイズが小さいことによる検出力不足の可能性や、盲検下でのビデオによる症状評価の困難さを指摘している。またHAM-Dの悪化については盲検試験という性質上、評価者の統一が行われないことの影響が否めないとしている。

　遅発性ジストニアに対するGPi-DBSのケースシリーズは9編、58症例の報告があり[2-10]、最終フォロー時点でのBFMDRSの改善率は81.6%（42〜100%）であった。24か月以上（27〜122月）の長期フォローが行われているものは6編で、いずれも治療効果が長期持続していた[5-10]。Koyamaらは手術時年齢が高く、罹病期間が長いとDBSの効果が期待しにくい可能性に言及している[9]。

症例シリーズにおける運動症状の改善率は概して非常に高い傾向にある。すなわち過大評価の可能性が否定できないため、この結果を確実なものとするには大規模RCTや大規模コホート研究が待たれる[5,8]。また、原疾患を考慮すると、精神、認知機能への影響の評価も望まれるが、症例シリーズで詳細な評価が行われているものは2編と少なく[5,10]、また評価バッテリーにもばらつきがあった。この2編において気分障害はモンゴメリー/アスベルグうつ病評価尺度（MADRS）[5]やベック抑うつ評価尺度（BDI）[10]で評価され、いずれも有意に改善していた。認知機能はミニメンタルステート検査（MMSE）[5]、MDRS[5,10]などのバッテリーで評価され、悪化は無かった。認知、情動機能の評価においては、精神科を含む専門多職種チームの介入が望まれる[6]。DBS手術による合併症はGruberらのRCTにおいて入院治療を要するものが2例（デバイス関連の皮膚障害と精神症状悪化が一例ずつ：いずれも回復）、他は刺激調整で対応可能な可逆的なものであった[1]。症例シリーズ58症例の手術関連合併症は6例で[2-10]、デバイス関連4例[6,9,10]（感染症2例[6,9]、リードに起因する疼痛2例[10]、うち外科的介入を要したもの2例[6,10]）、術中の皮質静脈梗塞1例[6]、精神症状悪化1例[9]であった。大部分は刺激に伴う軽微な副作用で刺激調整により対応可能であった。

したがって、遅発性ジストニアに対するGPi-DBSは有効性が示唆されるもののエビデンスレベルの高い研究が不足していると言える。また、手術関連の合併症は一過性のものがほとんどで多くの研究が運動症状の改善を報告しているが、疾患背景を考慮すると精神科を含めた専門多職種チームによる認知・情動機能の評価も重要と考えられる。

文献検索の概要

対象期間		無制限
データベース		PubMed、Cochrane Library、医中誌Web
検索語	P	Tardive dystonia
	I/C	GPi-DBS Pallidotomyは除外した。
制限		原著論文、RCTだけでなく症例シリーズ・症例報告も含む。 総説は除く。
選定概要		94件から設定したPICOや選定基準に合致した10件（RCT1件、症例シリーズ9件）を採用した。

文献

1) Gruber D, Südmeyer M, Deuschl G, et al.: Neurostimulation in tardive dystonia/dyskinesia: A delayed start, sham stimulation-controlled randomized trial. *Brain Stimul* 11: 1368-1377, 2018
2) Trottenberg T, Volkmann J, Deuschl G, et al.: Treatment of severe tardive dystonia with pallidal deep brain stimulation. *Neurology* 64: 344-6, 2005
3) Franzini A, Marras C, Ferroli P, et al.: Long-term high-frequency bilateral pallidal stimulation for neuroleptic-induced tardive dystonia. Report of two cases. *J Neurosurg* 102: 721-725, 2005
4) Sako W, Goto S, Shimazu H, et al.: Bilateral deep brain stimulation of the globus pallidus internus in tardive dystonia. *Mov Disord* 23: 1929-1931, 2008
5) Gruber D, Trottenberg T, Kivi A, et al.: Long-term effects of pallidal deep brain stimulation in tardive dystonia. *Neurology* 73: 53-58, 2009
6) Chang EF, Schrock LE, Starr PA, Ostrem JL: Long-term benefit sustained after bilateral pallidal deep brain stimulation in patients with refractory tardive dystonia. *Stereotact Funct Neurosurg* 88: 304-310, 2010

7) Capelle HH, Blahak C, Schrader C, et al.: Chronic deep brain stimulation in patients with tardive dystonia without a history of major psychosis. *Mov Disord* 25: 1477-1481, 2010
8) Shaikh AG, Mewes K, DeLong MR, et al.: Temporal profile of improvement of tardive dystonia after globus pallidus deep brain stimulation. *Parkinsonism Relat Disord* 21: 116-119, 2015
9) Koyama H, Mure H, Morigaki R, et al.: Long-Term Follow-Up of 12 Patients Treated with Bilateral Pallidal Stimulation for Tardive Dystonia. *Life (Basel)* 11: 477, 2021
10) Krause P, Kroneberg D, Gruber D, Koch K, Schneider GH, Kühn AA: Long-term effects of pallidal deep brain stimulation in tardive dystonia: a follow-up of 5-14 years. *J Neurol* 269: 3563-3568, 2022

略語

BFMDRS (Burke-Fahn-Marsden dystonia rating scale): Burke-Fahn-Marsdenジストニア評価尺度、HADS (hospital anxiety and depression scale): 病院不安うつ病尺度、HAM-D (Hamilton depression rating scale): ハミルトンうつ病評価尺度、MDRS (Mattis dementia rating scale): マティス認知症評価尺度、MADRS (Montgomery–Åsberg depression rating scale): モンゴメリー/アスベルグうつ病評価尺度、BDI (Beck depression inventory): ベック抑うつ評価尺度、MMSE (mini-mental state examination): ミニメンタルステート検査

Question 3
淡蒼球内節破壊術はジストニアに有効か？

回答

● ジストニアに対する淡蒼球内節破壊術は GPi-DBS と同等の効果がある可能性がある。DBS 困難例において破壊術を考慮してもよい。

付帯事項

● なし

解説

　ジストニアに対する淡蒼球破壊術は、1990 年代より全身性ジストニアに対して行われていたが、淡蒼球内節への脳深部刺激療法が出現したことに伴い、2000 年以降では少数の症例シリーズや症例報告のみが報告されており、RCT の報告はない。堀澤らによる 89 例の一次性ジストニアを対象とした研究が最大のものである[1]。69 例に対して片側淡蒼球内節破壊術を、20 例に対して両側淡蒼球内節破壊術を行った。平均経過観察期間は 17.2 か月で、BFMDRS を用いて評価を行った。片側淡蒼球内節破壊術、両側淡蒼球内節破壊術により、それぞれ BFMDRS が 51.8％、74.0％改善した。合併症は、両側淡蒼球内節破壊術群において、パーキンソニズム（5 例）、構音障害（4 例）、嚥下障害（1 例）が見られたのに対し、片側淡蒼球内節破壊術群ではパーキンソニズムを 3 例に認めたが、構音障害および嚥下障害は見られなかった。両側淡蒼球内節破壊術後のパーキンソニズムは、姿勢保持障害、すくみ足であった。片側、両側淡蒼球内節破壊術ともに、ジストニア症状を良好に改善させたが、両側淡蒼球内節破壊術による合併症の頻度（25％）が高く、推奨されないと結論付けている。

　Centen らは 33 編の文献から 100 例の患者を対象に淡蒼球破壊術の効果をシステマティックレビューとして報告している[2]。96％の患者で BFMDRS スコアの改善が得られ、79％の患者で 20％以上の BFMDRS スコアの改善を示した。64％の患者で追跡調査終了時に 40％以上の BFMDRS スコアの改善が得られた。合併症は 100 例中 20 例で報告された。12 例に傾眠、視野欠損、片麻痺、ふらつきなどの一過性の症状があり、8 例に発声障害、構音障害、嚥下障害などの永続的な障害を認めた。

　Vintimilla-Sarmiento らは 6 例のジストニアを対象に 5 例に片側破壊術を、1 例に段階的両側破壊術を行った[3]。平均観察期間は 35.67 か月で、BFMDRS movement score は 38.5 から 25.5 へと 32.54％の改善を認め（p=0.001）、disability score は 20.4 から 17.3 と 17.23％の改善を認めた（p=0.002）。合併症は、1 例に淡蒼球内節および内包の梗塞による片麻痺を認めた。

　Teive らは 5 例のジストニア患者に両側淡蒼球破壊術を行った[4]。4 例の特発性ジストニアの患

者は術後3〜6か月かけて症状改善を認め、1例の外傷後ジストニアの患者は一時的な改善の後、3か月後に再増悪した。BFMDRSのスコアの改善率は平均52.6%であった。合併症は1例に出血によるけいれんと一過性の片麻痺を、1例に一過性の無気力を認めた。

Laiらは選択的末梢神経遮断術による改善が不十分であった12例の頸部ジストニアに対し片側淡蒼球破壊術を行った[5]。平均5年の最終追跡調査時点において、TWSTRSの重症度サブスコアおよび総スコアは有意に改善し、平均改善率はそれぞれ57.3%および62.3%（$p=0.0022$および$p=0.0022$）であった。また25%に軽度の上肢脱力を認めており、長い凝固時間（70〜80℃、60秒）が理由と考察している。

Status dystonicusに対する淡蒼球破壊術の症例シリーズは2編の報告がある。Leviらは2003年から2017年まで単施設で行った8例の両側GPi-DBSと6例の両側淡蒼球破壊術をBarry-Albright Dystonia Scaleを用いて評価した[6]。手術後の平均追跡期間は40.6 ± 30か月であった。破壊術とDBS両群の症状緩和までの期間に有意差は見られず（21.8 ± 20.2日 vs 34.8 ± 19日）、同等の効果が期待できると述べている。淡蒼球破壊術後には合併症は見られなかったが、GPi-DBSでは37.5%に機器関連合併症を認めた。しかし、この研究は後ろ向きかつ非ランダム化デザインであり、サンプルサイズも小さく、破壊術がより重症な症例に適応されている選択バイアスの問題がある。

Marrasらはstatus dystnoicusの小児患者4例に対し両側淡蒼球破壊術を行った[7]。術後の平均経過観察期間は18.2か月で、ジストニア状態の緩和は術後平均38日で得られた。Gargらは小児の全身性ジストニア8例、Status dystonicusを呈した全身性ジストニア2例に対し両側淡蒼球破壊術を行った[8]。Status dystonicusを伴わない全身性ジストニアの8例は両側淡蒼球破壊術により、術前の平均BFMDRSが80点から退院時に58.8点まで改善し、術後1年の時点でBFMDRSの平均改善率は25.5%であった。Status dystonicusを伴う2例の全身性ジストニアでは、BFMDRSの記載がないものの、ジストニア症状の改善を認めており、術後14日に人工呼吸器から離脱できた。合併症は、1例に一過性の嚥下障害が、2例に永続的な嚥下障害、発声障害、喘鳴が見られ、これらの合併症は術後数日経ってから出現した。

以上より淡蒼球破壊術はジストニアに有用であることが示唆されるが、エビデンスの高い報告は存在しない。また両側淡蒼球破壊術はその合併症の頻度と重篤性を認識し、適応を慎重に選ぶ必要がある。

文献検索の概要

対象期間		無制限
データベース		PubMed、Cochrane Library、医中誌Web
検索語	P	dystonic disorders、dystonia、torticollis、Meige syndrome、Segawa syndrome、blepharospasm
	I/C	GPi pallidotomy/シャム刺激、保存的治療、無治療
制限		原著論文、RCT、観察研究、症例シリーズ、総説、メタ解析 症例報告は除外した。
選定概要		318件から設定したPICOや選定基準に合致した8件を採用した。

文 献

1) Horisawa S, Fukui A, Takeda N, Kawamata T, Taira T: Safety and efficacy of unilateral and bilateral pallidotomy for primary dystonia. *Ann Clin Transl Neurol* 8: 857-865, 2021
2) Centen LM, Oterdoom DLM, Tijssen MAJ, Lesman-Leegte I, van Egmond ME, van Dijk JMC: Bilateral Pallidotomy for Dystonia: A Systematic Review. *Mov Disord* 36: 547-557, 2021
3) Vintimilla-Sarmiento JD, Carrillo-Ruiz JD, Navarro-Olvera JL, Aguado-Carrillo G, Soto-Abraham JE, Velasco-Campos FJ: Specific movement and disability improvements in Burke-Fahn-Marsden Dystonia Rating Scale derived from pallidotomy in refractory patients to medical treatment. *Clin Neurol Neurosurg* 210: 106955, 2021
4) Teive HA, Sa DS, Grande CV, Antoniuk A, Werneck LC: Bilateral pallidotomy for generalized dystonia. *Arq Neuropsiquiatr* 59: 353-357, 2001
5) Lai Y, Huang P, Zhang C, et al.: Unilateral pallidotomy as a potential rescue therapy for cervical dystonia after unsatisfactory selective peripheral denervation. *J Neurosurg Spine* 33: 658-666, 2020
6) Levi V, Zorzi G, Messina G, et al.: Deep brain stimulation versus pallidotomy for status dystonicus: a single-center case series. *J Neurosurg* 134: 197-207, 2019
7) Marras CE, Rizzi M, Cantonetti L, et al.: Pallidotomy for medically refractory status dystonicus in childhood. *Dev Med Child Neurol* 56: 649-656, 2014
8) Garg K, Singh M, Samala R, Rajan R, Gulati S, Goyal V: Bilateral pallidotomy for acquired or heredodegenerative generalized dystonia in children. *Neurosurg Focus* 53: E12, 2022

略 語

BFMDRS (Burke-Fahn-Marsden dystonia rating scale): Burke-Fahn-Marsdenジストニア評価尺度、TWSTRS (Toronto western spasmodic torticollis rating scale): Toronto western痙性斜頸評価尺度

Question 4
視床腹吻側核（Vo）手術は上肢ジストニアに有効か？

回 答
- 内科的治療に抵抗性の上肢ジストニアに対する視床腹吻側核手術は有効である可能性がある。

付帯事項
- なし

解 説

　上肢ジストニアの異常収縮筋に対してはボツリヌス毒素局所注射が行われることが多く、ランダム化プラセボ対照二重盲検比較試験でも7割以上の患者が改善すると報告されている[1]。しかし、上肢局所性ジストニアへの治療として日本では保険認可されていないこと、繰り返しの投与が必要なこと、抗体産生による効果低減があること、などが問題である[2]。内科的加療が無効もしくは効果低減症例では、罹患肢対側の淡蒼球内節、視床への定位脳手術（凝固術・DBS）が行われ、長期効果維持が報告されている。特に視床腹吻側核（Vo）手術が選択されることが多く、症例報告や症例シリーズ研究のみではあるが有効性が報告されている。

　Horisawa らは171名の上肢局所性ジストニアに対し視床腹吻側核（Vo）凝固術を行った[3]。内訳は書痙92名、musician's cramp 58名、その他職業性ジストニア21名であった。術後1週間、3か月、12か月、最終（平均47.4か月）の観察にて、Task Specific Focal Hand Dystonia Scale の術前後評価を行い、それぞれ60.3、60.0、60.0、60.8%の統計学的有意な改善を得た。永続する術後合併症を3.5%の患者に認め、軽度の下肢麻痺と構音障害がそれぞれ1.2%に認められた。その他は、上肢の異常知覚0.6%、言語想起障害0.6%であった。一過性の合併症は16.4%に認められ、構音障害（5.8%）、言語想起障害（4.7%）、半身麻痺（3.5%）、下肢麻痺（1.8%）および顔面麻痺（1.2%）だった。また、創部感染（1.2%）、術後慢性硬膜下血腫（1.2%）があったが、重度の後遺症を遺残するものはなかった。一方、再発を10.5%に認め、再発はその半数が1か月以内に起こった。再発患者の半数は再手術を行い、約8割の患者は改善を得た。そのほか評価スケールは異なるが、少数例のケースシリーズが報告されている[4-7]。いずれの報告も視床腹吻側核（Vo もしくは Vo/Vim）をターゲットとしており、術前と比し統計学的に有意な改善を得たと報告している。永続的な術後合併症としては対側の軽度下肢麻痺、一過性の合併症として対側の手指・下肢脱力、下肢の知覚異常があったと報告されている。

　MRI ガイド下集束超音波療法（MRgFUS）による視床腹吻側核凝固術の10名の症例シリーズも

報告されており、術後1年において書痙患者のWriter's Cramp Rating Scaleは71.4%、musician's cramp患者のTubiana Musician's Dystonia Scaleは100%、全般的にはArm Dystonia Disability Scaleにて22.9%の有意な改善が得られたと報告されている[8]。一方で再発が3か月後までに3名に認められ、永続する構音障害が1名、一過性の構音障害が3名、一過性の顔面神経麻痺が2名に認められた。また、自殺企図が1名に認められたが、手術とは関連のないものと推定された。視床腹吻側核(VoおよびVo/Vim)のDBSに関しては症例報告のみであるが、同様の有効例の報告があった[9,10]。

以上、上肢ジストニアに対する視床腹吻側核手術に関しては、いずれの報告も観察研究であるが、高い効果が報告されており、よりエビデンスレベルの高い研究の実施が待たれる。

文献検索の概要

対象期間		2008年〜2023年
データベース		PubMed、Cochrane Library、医中誌Web
検索語	P	upper extremity dystonia、writer's cramp、musician's dystoniaなど。Dystonic tremorや外傷性、脳卒中後などの二次性ジストニアは除外した。
	I/C	thalamotomy、DBS、ventral thalamic nuclei、thalamic ventrooral nuclei、thalamic ventral lateral nucleiなど
制限		原著論文、RCT、観察研究、症例シリーズ、メタ解析、システマティックレビュー 症例報告は除外した。
選定概要		45件から設定したPICOや選定基準に合致した6件を採用した。DBSに関しては選定基準から外れる症例報告2報のみであり、言及するに留めた。

文献

1) Kruisdijk JJM, Koelman JHTM, De Visser BO, De Haan RJ, Speelman JD: Botulinum toxin for writer's cramp: A randomized, placebo-controlled trial and 1-year follow-up. *J Neurol Neurosurg Psychiatry* 78: 264-270, 2007
2) 中村雄作: ジストニアの診断とボツリヌス療法. *臨床神経学* 57: 367-372, 2017
3) Horisawa S, Ochiai T, Goto S, et al.: Safety and long-term efficacy of ventro-oral thalamotomy for focal hand dystonia: A retrospective study of 171 patients. *Neurology* 92: e371-e377, 2019
4) Horisawa S, Taira T, Goto S, et al.: Long-term improvement of musician's dystonia after stereotactic ventro-oral thalamotomy. *Ann Neurol* 74: 648-654, 2013
5) Doshi PK, Vijay R: Surgical Interventions for Task-specific Dystonia (Writer's Dystonia). *Ann Indian Acad Neurol* 20: 324-327, 2017
6) Shimizu T, Maruo T, Miura S, et al.: Stereotactic Lesioning of the Thalamic Vo Nucleus for the Treatment of Writer's Cramp (Focal Hand Dystonia). *Front Neurol* 9: 1008, 2018
7) 村瀬永子, 前田裕仁, 河原崎知, 他: 特発性上肢ジストニアに対する視床Vop/Vim核の凝固術あるいは深部脳刺激療法の有効性(原著論文). *機能的脳神経外科* 57: 70-77, 2018
8) Horisawa S, Yamaguchi T, Abe K, et al.: Magnetic Resonance-Guided Focused Ultrasound Thalamotomy for Focal Hand Dystonia: A Pilot Study. *Mov Disord* 36: 1955-1959, 2021
9) Fukaya C, Katayama Y, Kano T, et al.: Thalamic deep brain stimulation for writer's cramp. *J Neurosurg* 107: 977-982, 2007
10) Goto S, Shimazu H, Matsuzaki K, et al.: Thalamic Vo-complex vs pallidal deep brain stimulation for focal hand dystonia. *Neurology* 70: 1500-1501, 2008

略語

Vo (nucleus ventralis oralis): 腹吻側核

トピック4 難治性疼痛

▶総論

　難治性疼痛の厳密な定義は存在しないが、一般的な薬物治療や根治術を行ってもなお、十分な痛みの制御が得られておらず、日常生活やQOLに支障を来している状態である。痛みは、機序別に侵害受容性疼痛、神経障害性疼痛、痛覚変調性疼痛に分かれ[1]、概ね3か月以上続く痛みを慢性疼痛という。機能神経外科で主に取り扱うのは、器質的な原因によって生じ、難治に経過することの多い神経障害性疼痛である。神経障害性疼痛は体性感覚神経系の病変や疾患によって引き起こされる疼痛と定義されており[1]、以前は求心路遮断痛という言葉も使用されていた。障害される部位によって中枢性と末梢性に分かれ、前者は中枢性脳卒中後疼痛や脊髄損傷後疼痛、後者は帯状疱疹後神経痛、有痛性糖尿病性末梢神経障害、三叉神経痛、神経根症、絞扼性末梢神経障害、幻肢痛などが含まれる。腕神経叢（脊髄神経根）引き抜き損傷後疼痛は末梢性と中枢性の両方の可能性がある。神経障害のない複合性局所疼痛症候群（CRPS）1型や末梢血管障害による虚血性の痛みは、神経障害性疼痛には含まれない。神経障害性疼痛の有病率は報告によって異なるが、全人口の6～7%とされており[2]、ADL障害を来す中等度以上の痛みは3.2%と報告されている[3]。神経障害性疼痛の発生機序には末梢や中枢神経系の機能変化が関与しており、体性感覚神経系の過敏性（感作）や脳内の可塑的な機能再構築、下行性疼痛抑制系の機能減弱などが生じているといわれている[4]。

　痛みの治療は、まずは薬物治療が行われ、神経組織の圧迫による脊髄症や神経根症、絞扼性末梢神経障害の場合は除圧術が、疾患によっては神経ブロックが行われる。神経障害性疼痛に対する薬物治療については、ガバペンチノイド、セロトニン・ノルアドレナリン再取り込み阻害薬、三環系抗うつ薬が第1選択薬、トラマドールが第2選択薬、強オピオイドが第3選択薬とされている[5]。一般的にこれらの治療に抵抗性である場合に機能神経外科治療が考慮される。その他、身体機能障害や気分障害などが併存している場合、集学的な治療やリハビリテーション、心理療法なども行われる。

　機能神経外科治療には、ニューロモデュレーション療法と神経破壊術がある。ニューロモデュレーションとは、目的とする神経系に電気刺激や磁気刺激、化学物質などの刺激を与えることで神経系の機能を調節するものである[6]。外科的なニューロモデュレーション療法には、脳深部刺激療法（DBS）、一次運動野（電気）刺激療法（MCS [EMCS]）、脊髄刺激療法（SCS）、末梢神経刺激療法（PNS）、髄腔内薬物投与療法（IDDS）があり、非外科的（非侵襲）なものには、反復経頭蓋磁気刺激（rTMS）、経頭蓋電気刺激、経皮的電気神経刺激（TENS）などがある。外科的なニューロモデュレーション療法の多くは神経電気刺激療法であり、脳や脊髄、末梢神経に直接またはその近傍に刺激電極を設置し、パルス発生装置（IPG）を植え込む。通常、試験刺激を一定期間行った後に効果がある場合に刺激装置を植え込む。神経破壊術と異なり、手術で装置を植え込んだ後に刺激条件の調整を行うことができるのが特徴である。

　SCSは脊髄硬膜外腔の背側に刺激電極リードを植え込んで、慢性的に脊髄の背側を刺激する治療法である。刺激電極リードに関しては、硬膜外穿刺針を通じて留置が可能なリードと椎弓を切除して植え込むパドルリードがあり、充電式と非充電式のIPGが選択可能である。従来は30～50Hzの一定の周波数で刺激感（パレステジア）を誘発する刺激パターンが用いられてきたが、近年は

様々な刺激パターンが各社から提案されており、その多くがパレステジアを誘発しない刺激強度が用いられている。新規の刺激パターンには、BurstDR™、high-frequency（10 kHz、国内未導入）、high-dose（1 kHz）、DTM™、FAST™、Contour™などがある。多くの装置が条件付きでMRIの撮影が可能となっており、装置によっては、シミュレーションに基づいた出力配分やリモートプログラミング、脊髄誘発電位を用いたclosed-loop SCSが可能である。

　本トピックでは、難治性疼痛に対する外科的な各種神経刺激療法とモルヒネを用いたIDDSであるモルヒネ髄腔内投与療法（ITM）、さらには研究開発中である非侵襲ニューロモデュレーションを取り上げた。

文　献

1) Terminology, International association for the study of pain. https://www.iasp-pain.org/resources/terminology/ (Accessed Apr 23 2024)
2) Bouhassira D, Lanteri-Minet M, Attal N, Laurent B, Touboul C: Prevalence of chronic pain with neuropathic characteristics in the general population. *Pain* 136: 380-387, 2008
3) Inoue S, Taguchi T, Yamashita T, Nakamura M, Ushida T: The prevalence and impact of chronic neuropathic pain on daily and social life: A nationwide study in a Japanese population. *Eur J Pain* 21: 727-737, 2017
4) 細見晃一, 貴島晴彦: 疼痛, in 松谷雅生, 野崎和彦 (eds): *脳神経外科学*. 京都, 金芳堂, 2021, pp 2633-2659
5) Finnerup NB, Attal N, Haroutounian S et al.: Pharmacotherapy for neuropathic pain in adults: a systematic review and meta-analysis. *Lancet Neurol* 14: 162-173, 2015
6) North RB, Lempka SF, Guan Y et al.: Glossary of Neurostimulation Terminology: A Collaborative Neuromodulation Foundation, Institute of Neuromodulation, and International Neuromodulation Society Project. *Neuromodulation* 25: 1050-1058, 2022

略　語

CRPS (complex regional pain syndrome): 複合性局所疼痛症候群、MCS [EMCS] ([electrical] motor cortex stimulation): 一次運動野（電気）刺激療法、PNS (peripheral nerve stimulation): 末梢神経刺激療法、IDDS (intrathecal drug delivery system): 髄腔内薬物投与療法、rTMS (repetitive transcranial magnetic stimulation): 反復経頭蓋磁気刺激、TENS (transcutaneous electric nerve stimulation): 経皮的電気神経刺激、ITM (intrathecal morphine): モルヒネ髄腔内投与療法

CQ 脊髄刺激療法はどのような疼痛症候群に推奨されるか？

推奨

- 薬物治療など標準的な治療に抵抗性の脊椎手術後症候群（FBSS）に対して、脊髄刺激療法(SCS)を行うことを条件付きで提案する。
  弱い推奨／エビデンスの強さ「中程度」（2B）（合意率：97.5%）

- 薬物治療など標準的な治療に抵抗性の幻肢痛に対して、脊髄刺激療法(SCS)を行うことに明確な推奨はできない。
  推奨なし／エビデンスの強さ「非常に弱い」（D）（合意率：77.5%）

- 薬物治療など標準的な治療に抵抗性の腕神経叢引き抜き損傷による上肢の痛みに対して、脊髄刺激療法(SCS)を行うことに明確な推奨はできない。
  推奨なし／エビデンスの強さ「非常に弱い」（D）（合意率：75.0%）

- 薬物治療など標準的な治療に抵抗性の中枢性脳卒中後疼痛に対して、脊髄刺激療法を行うことを条件付きで提案する。
  弱い推奨／エビデンスの強さ「弱い」（2C）（合意率：92.5%）

- 薬物治療など標準的な治療に抵抗性の脊髄損傷後疼痛に対して、脊髄刺激療法を行うことを行うことを条件付きで提案する。
  弱い推奨／エビデンスの強さ「非常に弱い」（2D）（合意率：90.0%）

- 薬物治療など標準的な治療に抵抗性の多発性硬化症による四肢の痛みに対して、脊髄刺激療法を行うことを条件付きで提案する。
  弱い推奨／エビデンスの強さ「非常に弱い」（2D）（合意率：82.5%）

- 薬物治療など標準的な治療に抵抗性の有痛性糖尿病性末梢神経障害による下肢痛に対して脊髄刺激療法を行うことを提案する。
  弱い推奨／エビデンスの強さ「中程度」（2B）（合意率：97.4%）

- 薬物治療など標準的な治療に抵抗性の帯状疱疹後神経痛に対して1～2週間の一時的な脊髄刺激療法を行うことを提案する。
  弱い推奨／エビデンスの強さ「非常に弱い」（2D）（合意率：84.2%）

- 薬物治療など標準的な治療に抵抗性の複合性局所疼痛症候群に対して脊髄刺激療法を行うことを提案する。
  弱い推奨／エビデンスの強さ「弱い」（2C）（合意率：97.6%）

- 薬物治療など標準的な治療に抵抗性の虚血性疼痛に対して脊髄刺激療法を行うことを提案する。
  弱い推奨／エビデンスの強さ「弱い」（2C）（合意率：95.1%）

トピック4．難治性疼痛

> **付帯事項**
> ● FBSS の有効性は、下肢痛に対してエビデンスが多いが、腰痛に対しては少ない。

解　説

・脊椎手術後症候群（FBSS）

　文献検索の概要に示した 7 件の RCT の結果に基づいて、アウトカムごとにエビデンス総体と確実性を評価した。脊椎手術後症候群（FBSS）の下肢痛については、再手術[1]、保存療法[2,3]、プラセボ刺激[4]を対照群とする RCT が行われ、いずれにおいても SCS の有効性が確認された。下肢痛の軽減（50％以上改善の割合）について、3 件の RCT を用いてメタアナリシスを実施したところ、リスク比（RR）：4.09 [95％CI: 2.46, 6.79]と SCS の有効性が示された[1-3]。さらに、下肢痛の軽減（NRS、VAS 値の変化量）（平均値差 [MD]: 1.30 [0.70, 1.90]）[3]、下肢痛（術後の NRS、VAS 値）（MD: -2.37 [-4.72, -0.02]）[4]でも SCS の除痛効果が確認された。FBSS の腰痛については、多極のパドルリードを使用[3]、高頻度刺激を実施[5]といった特定の条件下においてのみ、保存療法あるいはプラセボ刺激を上まわる SCS の有効性が確認された。腰痛の軽減については、50％以上改善の割合は RR が 2.95 [1.11, 7.82]であり、NRS や VAS 値の変化量の MD は 1.1 [0.62, 1.58]と対照群を上回っていた[3]。QOL については、2 件の RCT において、術後の EQ-5D-3L[6] と SF-36 Physical Component のスコア[3]が有意に改善していた（それぞれ MD: 0.22 [0.10, 0.34]、MD: 3.93 [1.98, 5.88]）[3]。ADL については、1 件の RCT において、オズウエストリー腰痛障害質問票（ODI）の変化量（MD: 6.3 [2.45, 10.15]）の改善が示された[3]。合併症については、6 件の RCT を統合すると 304 例中 66 例（21.7％）において、硬膜損傷、創感染、リードの位置ずれ、植え込み部位の痛み等の合併症を生じていた[1-5,7]。しかし、生命予後に影響する程の重篤な合併症は 1 例も存在しなかった。

　上記 RCT の多くはトニック刺激による SCS の効果を報告しているが、パレステジアを伴う治療の性質上、盲検化が困難なことから、プラセボ効果の影響を排除することができなかった。しかし、近年、高頻度刺激やバースト刺激をはじめとするパレステジアフリーの刺激方法の登場で SCS の盲検化が可能となり、プラセボ刺激との比較が可能となった。Hara らは、根性疼痛を有する FBSS 患者 50 例を対象としバースト刺激とプラセボ刺激の効果を比較する RCT を四重盲検で実施した。しかし、ODI、腰痛、下肢痛、QOL のいずれの評価項目においても SCS の有効性は確認されなかった[7]。

　以上より、FBSS の下肢痛に対し複数の RCT で SCS の有意な除痛効果が確認されたが、トニック刺激では盲検化が不可能なことや症例数や研究数が限られることから、エビデンスの強さを「中等度」とした。また、近年実施された四重盲検試験では SCS の有効性が確認されなかったことも考慮し、弱い推奨とした。さらに、FBSS の腰痛については、下肢痛と比べ SCS の有効性に関するエビデンスは乏しく、さらに慎重な SCS の実施が望まれる。SCS 特有のデバイス関連トラブルのリスクも勘案した上で治療を行うべきである。

・幻肢痛

　文献検索の概要に示した 5 件の症例シリーズの結果に基づいて、アウトカムごとにエビデンス

総体と確実性を評価した。痛みの軽減については、50％以上改善の割合は 32.3％（31 例中 10 例、3 研究）[8-10]、鎮痛薬不要の割合は 64.3％（14 例中 9 例、2 研究）[11,12] であった。合併症については、2 件の文献を統合し 12 例中 1 例（8.3％）で椎弓切除部位の創部トラブルが報告されていた[8,9]。

以上より、幻肢痛に対する SCS の有効性に関する RCT は存在せず、限られた症例シリーズおよび少ない症例数に基づくエビデンスにとどまることから、明確な推奨はできないと判断した。

・腕神経叢引き抜き損傷後疼痛

文献検索の概要に示した 4 件の症例シリーズの結果に基づいて、アウトカムごとにエビデンス総体と確実性を評価した。痛みの軽減については、50％以上改善の割合は 27.3％（22 例中 6 例、3 研究）であった[13-15]。合併症については、2 研究の 11 例中 1 例も確認されなかった[14,16]。

以上より、腕神経叢引き抜き損傷に対する SCS の有効性に関する RCT は存在せず、限られた症例シリーズおよび少ない症例数に基づくエビデンスにとどまることから、明確な推奨はできないと判断した。

・中枢性脳卒中後疼痛（CPSP）

中枢性脳卒中後疼痛（CPSP）は脳卒中の 1〜8％に発生するとされる。RCT は存在せず、2000 年以降で症例シリーズ 9 件を採用した。採用した症例シリーズの奏効率は 43.3％（74/171）である（ただし Hosomi らの報告は他の症例シリーズと重複して症例を含むため集計から除外）。

Katayama らは CPSP45 症例に対して椎弓切除にて電極を挿入したが効果を認めたのは 3 例（7％）であった[17]。この結果は 60％以上の除痛効果を有効とする判定基準を用いている。一方、Lopez らは経皮的電極を 1 本留置し、83.3％（6 例中 5 例）で長期効果を認めている[18]。電極を 2 本用いて脊髄刺激を行う dual lead stimulation 以降の報告は、症例シリーズ 7 件である[19-25]。Aly らは経皮的電極を用いて 30 例中 15 例（50％）で除痛効果を示した[19]。装置植え込み後に追跡できた 9 症例において 7 例（78％）で長期効果を認めた。Yamamoto ら 54.5％（22 例中 12 例）、Tanei ら 44.4％（18 例中 8 例）も単施設における治療成績を報告している[20,21]。Hosomi らは多施設後方視研究にて CPSP166 例中 63 例（38.0％）で 30％以上の除痛を報告した[22]。長期効果の関連因子として年齢が若い、感覚障害が軽度、頸椎への電極留置、上肢痛が挙げられた[22]。他の因子としてケタミンへの感受性[20]、非視床病変[21] なども挙げられている。単施設研究では合併症の報告はなく、多施設研究では 166 例中の 11 例（6.6％）にデバイス関連の合併症を認めたが、死亡や後遺症を残すような合併症はなかった[17-25]。

本 CQ に対する推奨の作成にあたっては、痛みの軽減効果と重篤な副作用を重要視した。長期の有効性は 4 割程度と高くはないが合併症の頻度や程度は高くない。症例数は多くはないが除痛効果を示す症例が存在、難治性疾患であることを考慮して「弱い推奨」とした。

・脊髄損傷後疼痛（SCI）

脊髄損傷（SCI）の約 8 割に神経障害性疼痛である脊髄損傷後疼痛（post-SCI 痛）を呈するとされる。RCT は存在せず、2000 年以前に 7 件症例シリーズが報告されていたが、2000 年以降は症例報告のみである。採用した症例シリーズの奏効率は 33.9％（38/112）である。

Meglio らは不完全な SCI を原因とする post-SCI 痛 15 例に経皮的電極 1 本にて試験刺激を行い 7 例でシステムを留置した[26]。このうち 6 例が 6 年の追跡期間で 50%以上の除痛効果が持続した[27]。North らは post-SCI 痛 11 例に試験刺激を行い 9 例でシステムを留置している[28]。Tasker らは post-SCI 痛 35 例に脊髄刺激療法を行った[29]。不完全損傷例、下位胸髄から上位腰髄レベルの損傷例で脊髄刺激療法の効果を認めやすいことが示唆された。Cioni らは post-SCI 痛 25 例に試験刺激を行った[30]。システムを留置した 9 例のうち 50%以上の除痛効果が持続したのは 4 例(18.2%)であった。胸髄レベルの不完全損傷による筋痙攣もしくは痙縮を呈する疼痛が脊髄刺激療法の良い適応と報告している。Kumar らは post-SCI 痛 10 例中 4 例で 55〜60Hz 刺激にて 50%以上の除痛効果を示した[31]。Shimoji らは post-SCI 痛 12 例に 1.6-8Hz の低頻度で刺激電極を行い 5 例で 50%以上の除痛効果を示した[32]。ただしシステム留置せずリードを皮膚から出した状態で電気刺激する治療法を用いている。全報告で死亡や後遺症を残すような合併症はなく、創部やデバイス感染、電極の位置ズレなどの合併症が報告された[26-32]。

　本 CQ に対する推奨の作成にあたっては、痛みの軽減効果と重篤な副作用を重要視した。長期の有効性は 3 割程度と高くはないが合併症の頻度や程度も高くない。症例数は多くないが除痛効果を示す症例が存在し、難治性疾患であることを考慮して「弱い推奨」とした。

・多発性硬化症（MS）

　多発性硬化症（MS）は中枢神経系の脱髄性疾患であり、約 30%に神経障害性疼痛を発症するとされる。RCT は存在せず、症例集積研究 1 件を採用した。

　Kumar らは MS を原因とする疼痛 19 例に対して試験刺激を行い 17 例（89.5%）で 50%以上の除痛効果を示し、15 例（79%）で効果が持続した[33]。本 CQ に対する推奨の作成にあたっては、痛みの軽減効果と重篤な副作用を重要視した。症例シリーズ 1 件のみでありエビデンスは高くないが、死亡や後遺症を残すような合併症はない。報告数が非常に少ないが治療効果を示す症例が存在し、難治性疾患であることを考慮して「弱い推奨」とした。

・有痛性糖尿病性末梢神経障害（PDPN）

　有痛性糖尿病性末梢神経障害（PDPN）に対する SCS の RCT は 3 件報告されており、薬物治療抵抗性の下肢痛に対して SCS+薬物治療と薬物治療のみの有効性と安全性が比較された[34-36]。3 件の RCT について、術後 6 か月での有効率（下肢痛の 50%以上の軽減）、術後 6 か月での疼痛スコア（0〜10）、術後 6 か月までの合併症について統合解析を行った。有効率は SCS 治療群（157 症例）では 72%、薬物治療群（128 症例）では 5.5%であった（リスク差 [RD]: 64% [95%CI: 50, 78]）。術後疼痛スコアは SCS 治療群（157 症例）では平均 2.4、薬物治療群（128 症例）では平均 6.8 であった（平均値差 [MD]: -3.9 [-5.5, -2.2]）。合併症は SCS 治療群（175 症例）では 13.1%、薬物治療群（137 症例）では 0%であった（RD: 13% [7, 18]）。各 RCT において術後感染は 113 症例中 3 症例（2.7%）[34]、22 症例中 1 症例（4.5%）[35]、40 症例中 1 症例（2.5%）[36]に生じていた。Slangen らは硬膜穿刺後の硬膜下血腫による死亡を 1 症例報告している[35]。

　上記 RCT のうち 2 件[34,36]については長期成績も報告されている[37,38]。Petersen らは SCS 治療群 84 症例について、術後 6 か月での有効率は 86%で、平均の疼痛スコアは 1.7 であり、術後 12 か

月でも86%、1.7と維持されていることを報告した[37]。van BeekらはSCS植込み後の患者を60か月間追跡し、有効率は1年後で86%（36症例中31症例）、2年後で71%（34症例中26症例）、5年後で55%（22症例中12症例）と報告した[38]。報告は多くないがPDPNに対するSCSの治療効果は長期的に維持される可能性がある。

治療介入について盲検化ができないことや、サンプルサイズが少ないことから、本CQの推奨に対するエビデンスの強さは中程度と判断した。SCS治療群で有意に合併症が多いものの治療効果は高く、PDPNに対してSCSを行うことを提案する。

・帯状疱疹後神経痛（PHN）

帯状疱疹発症後3か月以上持続する帯状疱疹後神経痛（PHN）に対するSCSの有効性と安全性について、薬物治療と成績を比較したRCTや5症例以上の症例集積研究は渉猟しえる限り確認されなかった。しかし、SCSとパルス高周波療法（PRF）を比較したRCT3件が検索された[39-41]。PRFは脊髄後根神経節や肋間神経に対して間欠的に高周波を作用させ鎮痛を得る手法である。3件のRCTについて、術後6か月での有効率（疼痛の50%以上の軽減）、術後6か月までの合併症について統合解析を行った。有効率はSCS治療群（79症例）では78.5%、PRF治療群（88症例）では54.5%であった（リスク差 [RD]: 25% [95%CI: 10, 40]）。合併症はSCS群（79症例）では0%、PRF群（88症例）では4.5%（穿刺部血腫2症例、気胸2症例）に認められた（RD: -4% [-9, 2]）。術後6か月の疼痛スコア（0〜10）を報告したRCTは1件のみであり[41]、SCS群（30症例）では平均4.4、PRF群（30症例）では平均4.2であり両群間に差はなかった（平均値差 [MD]: 0.14 [-1.14, 1.42]）。

SCSはPRFより有効である可能性があるが、治療介入について盲検化ができないこと、サンプルサイズの少なさ、疼痛スコアと安全性について有意差がみられなかったことからエビデンスの強さは非常に弱いと判断した。

一方、PHNに対するPRFの有効性と安全性について薬物治療と比較したRCTは複数報告されている。PRFの有効性はそれらRCTのメタアナリシスで示されており、薬物治療に抵抗性のPHNに対してPRFを考慮すべきと考えられている[42]。

以上をまとめると、PHNに対してSCSはPRFに比べ有効である可能性がある。一方で他のメタアナリシスにおいて、PHNに対してPRFは薬物治療より有効であると示されている。これらの結果から薬物治療抵抗性のPHNに対してSCSを行うことを提案する。ただし、今回統合解析を行った3件のRCTではSCSにおいて硬膜外に留置した電極を1〜2週間で抜去しており、刺激装置の永久的な植込みを行っていない点に注意する必要がある。刺激装置を植え込んで長期的なSCSを行うことに関してはエビデンスが不足しており明確な推奨はない。

・複合性局所疼痛症候群（CRPS）

複合性局所疼痛症候群（CRPS）に対するSCSのRCTは3件報告されており、標準治療（薬物療法、理学療法、神経ブロックなど）またはシャム刺激を対照にSCSの有効性・安全性が評価された[43-45]。本稿では治療後の疼痛スコア（0〜10）、自覚的改善度（GPE）、再手術を要した合併症について統合解析を行った。GPEは1（これまでで最も不良）から7（これまでで最も良好）の7段

階の尺度が用いられた。

　治療後の疼痛スコアは2件のRCTで評価され[44,45]、SCS群（41症例）では平均3.9、対照群では平均6.0であった（平均値差[MD]: -2.2 [95%CI: -3.1, -1.2]）。治療後のGPEは2件のRCTで評価され[43,44]、SCS群（65症例）で平均4.9、対照群では平均3.6であった（MD: 1.3 [0.8, 1.8]）。Kemlerらの報告では治療6か月後のGPE 6（かなり改善）以上の割合について、SCS群（36症例）では39%、対照群（18症例）では6%であり有意差がみられた（p=0.01）[43]。Kemlerらは治療6か月後の健康関連QOLスコア（0〜100）を評価し、SCS群（36症例）では治療後に平均6改善、対照群（18症例）では平均3改善したが、2群間に有意差はみられなかった（MD: 3.0 [-8.0, 14.0]）[43]。合併症は2件のRCTで報告され[43,45]、SCS群（48症例）で12.5%、対照群（37症例）で0%に生じた（リスク差[RD]: 8% [-9, 25]）。合併症は6名に11件生じており、創部感染が1件、刺激装置留置部位の疼痛が2件、刺激電極の損傷が1件、刺激電極の位置ずれが7件であった。

　KemlerらはRCT後の長期経過についても報告した。疼痛スコアとGPEについて、治療2年後でもSCS群は対照群より有意な改善を認めていたが[46]、治療5年後では2群間に有意差を認めなかった[47]。健康関連QOLスコアは治療2年後、5年後とも2群間に有意差はみられなかった[46,47]。

　以上をまとめると、SCSは標準治療に比べCRPS患者の疼痛を改善し、約4割の患者に高い効果が得られる。CRPSに対してSCSを行うことを提案するが、SCSがQOLを改善させるかは明らかでなく、疼痛改善効果も長期的には失われる可能性があることに注意する必要がある。治療介入について盲検化ができないことや、サンプルサイズが少ないことから、本CQの推奨に対するエビデンスの強さは弱いと判断した。

・**虚血性疼痛（CLI）**

　血行再建が不可能な下肢の虚血性疼痛（CLI）に対するSCSと保存的治療（鎮痛薬、血管拡張薬、抗凝固薬、創部ケアなど）を比較したRCTまたは非ランダム化研究6件について、2013年のCochrane Reviewで統合解析が行われた[48]。

　治療12か月後の下肢切断率は6件の研究で評価され[49-54]、SCS群（238症例）では30.3%、対照群（195症例）では41.5%であった（リスク差[RD]: -11% [95%CI: -20, -2]）。Amannらは経皮的酸素分圧により患者を選択することで下肢切断率が改善することを報告した[49]。治療12か月後の疼痛スコア（0〜10）の変化量について2件の研究で報告された[51,52]。SpincemailleらはSCS群（57症例）で平均-2.4、対照群（58症例）で平均-2.2[51]、JivegardらはSCS群（25症例）で平均-3.3、対照群（26症例）で-1.3疼痛スコアが改善した[52]。これらの疼痛スコアは標準偏差が報告されていないため統合解析は行えなかった。皮膚潰瘍の治癒が得られた割合は2件の研究で評価され[50,51]、SCS群（105例）で38.1%、対照群（101例）で34.7%であった（RD: 7% [-24, 38]）。QOLは1件の研究で治療12か月後のNottingham Health Profileを用いて評価され[51]、SCS群（44症例）では平均35、対照群（41症例）では平均34であった（平均値差[MD]: 1.0 [-0.2, 2.2]）。5件の研究で合併症について評価され[49-52,54]、SCS群（191症例）の20.9%、対照群（184症例）の0%に再手術を要する合併症（創部感染、刺激電極の損傷または位置ずれ、バッテリーの早期枯渇）が生じた（RD: 18% [3, 33]）。

　以上をまとめると、SCSは保存的治療に比べ疼痛スコア、潰瘍治癒率、QOLを改善させるかは

明らかでないが、下肢切断率を低下させる。治療介入について盲検化ができないことや、サンプルサイズが少ないことから、本CQの推奨に対するエビデンスの強さは弱いと判断した。これらの結果からCLIに対してSCSを行うことを提案する。

文献検索の概要

対象期間	無制限
	(CPSP、MS：2000〜2023年)
データベース	PubMed、Cochrane Library、医中誌Web
検索語 P	FBSS：failed back surgery syndrome、failed neck surgery syndrome
	幻肢痛：phantom limb pain
	腕神経叢引き抜き損傷後疼痛：brachial plexus avulsion
	CPSP：central post stroke pain
	SCI：spinal cord injury
	MS：multiple sclerosis
	PDPN：painful diabetic peripheral neuropathy
	PHN：postherpetic neuralgia
	CRPS：complex regional pain syndrome
	CLI：limb ischemia
I/C	SCS
制限	FBSS、PDPN、CRPS：RCT
	CLI：RCT、非ランダム化介入研究、システマティックレビュー
	その他：原著論文、RCTだけでなく症例シリーズも含む。5例未満の症例報告や総説は除外
選定概要	設定したPICOや選定基準に合致した以下の文献を採用した。
	FBSS：674件からRCT7件を採用した。
	幻肢痛：79件から症例シリーズ5件を採用した。
	腕神経叢引き抜き損傷後疼痛：64件から症例シリーズ4件を採用した。
	CPSP：111件から症例シリーズ9件を採用した。
	SCI：2000年以降で検索した126件からは採用文献が無かったため、対象期間を2000年以前へ広げ、症例シリーズ7件を採用した。
	MS：59件から症例シリーズ1件を採用した。
	PDPN: 44件からRCT3件、RCT後の長期成績に関する報告2件の合計5件を採用した。
	PHN：107件からRCT3件、メタアナリシス1件を採用した。
	CRPS：106件からRCT3件、RCT後の長期成績に関する報告2件の合計5件を採用した。
	CLI：32件からシステマティックレビュー1件、RCT5件、非ランダム化介入研究1件を採用した。
アウトカム	疼痛尺度、合併症
	(FBSS：疼痛尺度（腰下肢）、QOL、ADL、合併症)
	(CRPS：疼痛尺度、GPE、QOL、合併症)
	(CLI：疼痛尺度、下肢切断率、潰瘍治癒率、QOL、合併症)

文 献

脊椎手術後症候群

1) North RB, Kidd DH, Farrokhi F, Piantadosi SA: Spinal cord stimulation versus repeated lumbosacral spine surgery for chronic pain: a randomized, controlled trial. *Neurosurgery* 56: 98-106; discussion 106-107, 2005
2) Kumar K, Taylor RS, Jacques L, et al.: Spinal cord stimulation versus conventional medical management for neuropathic pain: a multicentre randomised controlled trial in patients with failed back surgery syndrome. *Pain* 132: 179-188, 2007
3) Rigoard P, Basu S, Desai M, et al.: Multicolumn spinal cord stimulation for predominant back pain in failed back surgery syndrome patients: a multicenter randomized controlled trial. *Pain* 160: 1410-1420, 2019

4) Schu S, Slotty PJ, Bara G, von Knop M, Edgar D, Vesper J: A prospective, randomised, double-blind, placebo-controlled study to examine the effectiveness of burst spinal cord stimulation patterns for the treatment of failed back surgery syndrome. *Neuromodulation* 17: 443-450, 2014

5) Al-Kaisy A, Palmisani S, Pang D, et al.: Prospective, Randomized, Sham-Control, Double Blind, Crossover Trial of Subthreshold Spinal Cord Stimulation at Various Kilohertz Frequencies in Subjects Suffering From Failed Back Surgery Syndrome (SCS Frequency Study). *Neuromodulation* 21: 457-465, 2018

6) Manca A, Kumar K, Taylor RS, et al.: Quality of life, resource consumption and costs of spinal cord stimulation versus conventional medical management in neuropathic pain patients with failed back surgery syndrome (PROCESS trial). *Eur J Pain* 12: 1047-1058, 2008

7) Hara S, Andresen H, Solheim O, et al.: Effect of Spinal Cord Burst Stimulation vs Placebo Stimulation on Disability in Patients With Chronic Radicular Pain After Lumbar Spine Surgery: A Randomized Clinical Trial. *JAMA* 328: 1506-1514, 2022

幻肢痛

8) Mcauley J, Van Gröningen R, Green C: Spinal cord stimulation for intractable pain following limb amputation. *Neuromodulation* 16: 530-536; discussion 536, 2013

9) Sánchez-Ledesma MJ, García-March G, Diaz-Cascajo P, Gómez-Moreta J: Spinal cord stimulation in deafferentation pain. *Stereotact Funct Neurosurg* 53: 40-45, 1989

10) Katayama Y, Yamamoto T, Kobayashi K, Kasai M, Oshima H, Fukaya C: Motor cortex stimulation for phantom limb pain: comprehensive therapy with spinal cord and thalamic stimulation. *Stereotact Funct Neurosurg* 77: 159-162, 2001

11) Devulder J, De Colvenaer L, Rolly G, Caemaert J, Calliauw L, Martens F: Spinal cord stimulation in chronic pain therapy. *Clin J Pain* 6: 51-56, 1990

12) Miles J, Lipton S: Phantom limb pain treated by electrical stimulation. *Pain* 5: 373-382, 1978

腕神経叢引き抜き損傷後疼痛

13) Sánchez-Ledesma MJ, García-March G, Diaz-Cascajo P, Gómez-Moreta J, Broseta J: Spinal cord stimulation in deafferentation pain. *Stereotact Funct Neurosurg* 53: 40-45, 1989

14) Garcia-March G, Sánchez-Ledesma MJ, Diaz P, et al.: Dorsal root entry zone lesion versus spinal cord stimulation in the management of pain from brachial plexus avulsion. *Acta Neurochir Suppl (Wien)* 39: 155-158, 1987

15) Sindou MP, Mertens P, Bendavid U, García-Larrea L, Mauguière F: Predictive value of somatosensory evoked potentials for long-lasting pain relief after spinal cord stimulation: practical use for patient selection. *Neurosurgery* 52: 1374-1383, 2003

16) Bennett MI, Tai YM: Cervical dorsal column stimulation relieves pain of brachial plexus avulsion. *J R Soc Med* 87: 5-6, 1994

中枢性脳卒中後疼痛

17) Katayama Y, Yamamoto T, Kobayashi K, Kasai M, Oshima H, Fukaya C: Motor cortex stimulation for post-stroke pain: comparison of spinal cord and thalamic stimulation. *Stereotact Funct Neurosurg* 77: 183-186, 2001

18) Lopez JA, Torres LM, Gala F, Iglesias I: Spinal Cord Stimulation and Thalamic Pain: Long-term Results of Eight Cases. *Neuromodulation* 12: 240-243, 2009

19) Aly MM, Saitoh Y, Hosomi K, Oshino S, Kishima H, Yoshimine T: Spinal cord stimulation for central poststroke pain. *Neurosurgery* 67(3 Suppl Operative): ons206-212, 2010

20) Yamamoto T, Watanabe M, Obuchi T, et al.: Importance of Pharmacological Evaluation in the Treatment of Poststroke Pain by Spinal Cord Stimulation. *Neuromodulation* 19: 744-751, 2016

21) Tanei T, Kajita Y, Takebayashi S, Aoki K, Nakahara N, Wakabayashi T: Predictive Factors Associated with Pain Relief of Spinal Cord Stimulation for Central Post-stroke Pain. *Neurol Med Chir (Tokyo)* 59: 213-221, 2019

22) Hosomi K, Yamamoto T, Agari T, et al.: Benefit of spinal cord stimulation for patients with central poststroke pain: a retrospective multicenter study. *J Neurosurg* 136: 601-612, 2021

23) 竹下 真一郎, 富永 篤, 岐浦 禎展, 他: MCSとSCSが運動機能に及ぼす影響についての臨床的検討. *機能的脳神経外科* 59: 36-43, 2020

24) 平林 秀裕, 野中 純一, 田村 健太郎, 本山 靖, 朴 永銖, 中瀬 裕之: 脳卒中後中枢性疼痛の治療戦略. *機能的脳神*

経外科 49: 222-227, 2010
25) Hirato M, Watanabe K, Yoshimoto Y: Spinal cord stimulation and thalamic surgery for the treatment of central post-stroke pain. *Pain Res* 26: 145-155, 2011

脊髄損傷後疼痛
26) Meglio M, Cioni B, Rossi GF: Spinal cord stimulation in management of chronic pain. A 9-year experience. *J Neurosurg* 70: 519-524, 1989
27) Buchhaas U, Koulousakis A, Nittner K: Experience with spinal cord stimulation (SCS) in the management of chronic pain in a traumatic transverse lesion syndrome. *Neurosurg Rev* 12 Suppl 1: 582-587, 1989
28) North RB, Kidd DH, Zahurak M, James CS, Long DM: Spinal cord stimulation for chronic, intractable pain: experience over two decades. *Neurosurgery* 32: 384-394, 1993
29) Tasker RR, DeCarvalho GT, Dolan EJ: Intractable pain of spinal cord origin: clinical features and implications for surgery. *J Neurosurg* 77: 373-378, 1992
30) Cioni B, Meglio M, Pentimalli L, Visocchi M: Spinal cord stimulation in the treatment of paraplegic pain. *J Neurosurg* 82: 35-39, 1995
31) Kumar K, Toth C, Nath RK, Laing P: Epidural spinal cord stimulation for treatment of chronic pain--some predictors of success. A 15-year experience. *Surg Neurol* 50: 110-120, 1998
32) Shimoji K, Hokari T, Kano T, et al.: Management of intractable pain with percutaneous epidural spinal cord stimulation: differences in pain-relieving effects among diseases and sites of pain. *Anesth Analg* 77: 110-116, 1993

多発性硬化症
33) Kumar K, Hunter G, Demeria D: Spinal cord stimulation in treatment of chronic benign pain: challenges in treatment planning and present status, a 22-year experience. *Neurosurgery* 58: 481-496, 2006

有痛性糖尿病性末梢神経障害
34) Petersen EA, Stauss TG, Scowcroft JA, et al.: Effect of High-frequency (10-kHz) Spinal Cord Stimulation in Patients With Painful Diabetic Neuropathy: A Randomized Clinical Trial. *JAMA* Neurol 78: 687-698, 2021
35) Slangen R, Schaper NC, Faber CG, et al.: Spinal cord stimulation and pain relief in painful diabetic peripheral neuropathy: a prospective two-center randomized controlled trial. *Diabetes Care* 37: 3016-3024, 2014
36) de Vos CC, Meier K, Zaalberg PB, et al.: Spinal cord stimulation in patients with painful diabetic neuropathy: a multicentre randomized clinical trial. *Pain* 155: 2426-2431, 2014
37) Petersen EA, Stauss TG, Scowcroft JA, et al.: Durability of High-Frequency 10-kHz Spinal Cord Stimulation for Patients With Painful Diabetic Neuropathy Refractory to Conventional Treatments: 12-Month Results From a Randomized Controlled Trial. *Diabetes Care* 45: e3-e6, 2022
38) van Beek M, Geurts JW, Slangen R, et al.: Severity of Neuropathy Is Associated With Long-term Spinal Cord Stimulation Outcome in Painful Diabetic Peripheral Neuropathy: Five-Year Follow-up of a Prospective Two-Center Clinical Trial. *Diabetes Care* 41: 32-38, 2018

帯状疱疹後神経痛
39) Sheng L, Liu Z, Zhou W, Li X, Wang X, Gong Q: Short-Term Spinal Cord Stimulation or Pulsed Radiofrequency for Elderly Patients with Postherpetic Neuralgia: A Prospective Randomized Controlled Trial. *Neural Plast* 2022: 7055697, 2022
40) Li X, Chen P, He J, et al.: Comparison of the Efficacy and Safety of Temporary Spinal Cord Stimulation versus Pulsed Radiofrequency for Postherpetic Neuralgia: A Prospective Randomized Controlled Trial. *Pain Res Manag* 2022: 3880424, 2022
41) Liu B, Yang Y, Zhang Z, Wang H, Fan B, Sima L: Clinical Study of Spinal Cord Stimulation and Pulsed Radiofrequency for Management of Herpes Zoster-Related Pain Persisting Beyond Acute Phase in Elderly Patients. *Pain Physician* 23: 263-270, 2020
42) Wu CY, Lin HC, Chen SF, et al.: Efficacy of Pulsed Radiofrequency in Herpetic Neuralgia: A Meta-Analysis of Randomized Controlled Trials. *Clin J Pain* 36: 887-895, 2020

複合性局所疼痛症候群

43) Kemler MA, Barendse GA, van Kleef M, et al.: Spinal cord stimulation in patients with chronic reflex sympathetic dystrophy. *N Engl J Med* 343: 618-624, 2000
44) Kriek N, Groeneweg JG, Stronks DL, de Ridder D, Huygen FJPM: Preferred frequencies and waveforms for spinal cord stimulation in patients with complex regional pain syndrome: A multicentre, double-blind, randomized and placebo-controlled crossover trial. *Eur J Pain* 21: 507-519, 2017
45) Canós-Verdecho A, Abejón D, Robledo R, et al.: Randomized Prospective Study in Patients With Complex Regional Pain Syndrome of the Upper Limb With High-Frequency Spinal Cord Stimulation (10-kHz) and Low-Frequency Spinal Cord Stimulation. *Neuromodulation* 24: 448-458, 2021
46) Kemler MA, De Vet HCW, Barendse GAM, Van Den Wildenberg FAJM, Van Kleef M: The effect of spinal cord stimulation in patients with chronic reflex sympathetic dystrophy: Two years' follow-up of the randomized controlled trial. *Ann Neurol* 55: 13-18, 2004
47) Kemler MA, de Vet HCW, Barendse GAM, van den Wildenberg FAJM, van Kleef M: Effect of spinal cord stimulation for chronic complex regional pain syndrome Type I: five-year final follow-up of patients in a randomized controlled trial. *J Neurosurg* 108: 292-298, 2008

虚血性疼痛

48) Ubbink DT, Vermeulen H: Spinal cord stimulation for non-reconstructable chronic critical leg ischaemia. *Cochrane Database Syst Rev* 2013: CD004001, 2013
49) Amann W, Berg P, Gersbach P, et al.: Spinal cord stimulation in the treatment of non-reconstructable stable critical leg ischaemia: results of the European Peripheral Vascular Disease Outcome Study (SCS-EPOS). *Eur J Vasc Endovasc Surg* 26: 280-286, 2003
50) Claeys LG, Horsch S: Transcutaneous oxygen pressure as predictive parameter for ulcer healing in endstage vascular patients treated with spinal cord stimulation. *Int Angiol* 15: 344-349, 1996
51) Spincemaille GH, Klomp HM, Steyerberg EW, Habbema JD: Pain and quality of life in patients with critical limb ischaemia: results of a randomized controlled multicentre study on the effect of spinal cord stimulation. ESES study group. *Eur J Pain* 4: 173-184, 2000
52) Jivegård LE, Augustinsson LE, Holm J, Risberg B, Ortenwall P: Effects of spinal cord stimulation (SCS) in patients with inoperable severe lower limb ischaemia: a prospective randomised controlled study. *Eur J Vasc Endovasc Surg* 9: 421-425, 1995
53) Spincemaille GH, Klomp HM, Steyerberg EW, Habbema JDF, the ESES study group: Spinal cord stimulation in patients with critical limb ischemia: A preliminary evaluation of a multicentre trial. *Acta Chir Austriaca* 32: 49-51, 2000
54) Suy R, Gybels J, Van Damme H, Martin D, van Maele R, Delaporte C: Spinal cord stimulation for ischemic rest pain. The Belgian randomized study, in Horsch S, Claeys L (eds): *Spinal Cord Stimulation. Springer* 194, pp 197-202

略語

FBSS (failed back surgery syndrome): 脊椎手術後症候群、EQ-5D-3L (EuroQoL 5 dimensions 3-level)、SF-36 (medical outcomes study 36-item short-form health survey)、ODI (Oswestry disability index): オズウエストリー腰痛障害質問票、CPSP (central post stroke pain): 中枢性脳卒中後疼痛、SCI (spinal cord injury): 脊髄損傷、MS (multiple sclerosis): 多発性硬化症、PDPN (painful diabetic peripheral neuropathy): 有痛性糖尿病性末梢神経障害、PHN (postherpetic neuralgia): 帯状疱疹後神経痛、PRF (pulsed radiofrequency): パルス高周波療法、CRPS (complex regional pain syndrome): 複合性局所疼痛症候群、GPE (global perceived effect): 自覚的改善度、CLI (critical limb ischemia): 重症下肢虚血

Question 1
難治性疼痛に対する脊髄刺激療法は早期に行うほうが良いのか？

回答
● 脊髄刺激療法を早期に行うほうがよいとする報告がある一方、施行時期と予後は相関しないとする報告もあり、一定の見解はない。

付帯事項
● なし

解説

脊髄刺激療法（SCS）は、過去には"last resort"といわれるほど、内科的治療がどれも奏功しない場合に試みるという位置付けであった。最近は、オピオイドよりも早く施行すべきであるとする意見もあり[1]、その施行時期についての変遷が見られる。しかしその時期について検討した報告は少ない。

Tayler らの慢性腰下肢痛を対象とした 77 文献（3,025 症例）をまとめたシステマティックレビューの中では、SCS までの期間と SCS による疼痛緩和には相関があり、また SCS を行う時期が 12 か月遅れるごとに、疼痛緩和率が 2%ずつ低下していた[2]。Kumar らの報告でも、慢性疼痛発症時期から SCS 施行までの期間が長ければ長いほど、経年的にその効果は低下し、発症から 2 年以内に SCS を行えば 85％の有効率が見込めるが、15 年を超えると 9％まで低下するとしている[3,4]。この報告では様々な疼痛疾患 400 症例以上を対象としており、半数程度が脊椎手術後症候群であった。また、CRPS の治療において内科的治療が奏功しないときには 12〜16 週以内に SCS を考慮すべきとするエキスパートパネル[5]や、疼痛に対する第一選択の治療が奏功しない段階で SCS は検討されるべきとするガイドラインもある[6]。

一方で、van Eijs らと Kemler らの CRPS 1 型での報告[7,8]や Hosomi らの中枢性脳卒中後疼痛での報告[9]のように、SCS の治療効果と疼痛発症から SCS 施行までの期間に相関関係はないとする報告もある。したがって、早期に SCS を施行したほうがより治療効果が高いと結論付けることは、現段階ではできない。

文献検索の概要

対象期間	2000年〜2023年	
データベース	PubMed	
検索語	P	Pain
	I/C	SCS
制限	システマティックレビュー、メタ解析、RCT、観察研究	
選定概要	2901件からPICOや選定基準に合致した9件を採用した。	

文献

1) Bates D, Schultheis BC, Hanes MC, et al.: A Comprehensive Algorithm for Management of Neuropathic Pain. *Pain Med* 20 (Suppl 1): S2-S12, 2019
2) Taylor RS, Desai MJ, Rigoard P, Taylor RJ: Predictors of pain relief following spinal cord stimulation in chronic back and leg pain and failed back surgery syndrome: a systematic review and meta-regression analysis. *Pain Pract* 14: 489-505, 2014
3) Kumar K, Hunter G, Demeria D: Spinal cord stimulation in treatment of chronic benign pain: challenges in treatment planning and present status, a 22-year experience. *Neurosurg* 58: 481-496, 2006
4) Kumar K, Rizvi S, Nguyen R, Abbas M, Bishop S, Murthy V: Impact of wait times on spinal cord stimulation therapy outcomes. *Pain Pract* 14: 709-720, 2013
5) Stanton-Hicks MD, Burton AW, Bruehl SP, et al.: An updated interdisciplinary clinical pathway for CRPS: report of an expert panel. *Pain Pract* 2: 1-16, 2002
6) Raff M, Melvill R, Coetzee G, Smuts J: Spinal cord stimulation for the management of pain: Recommendations for best clinical practice. *S Afr Med J* 103: 423-430, 2013
7) van Eijs F, Smits H, Geurts JW, et al.: Brush-evoked allodynia predicts outcome of spinal cord stimulation in complex regional pain syndrome type 1. *Eur J Pain* 14: 164-169, 2010
8) Kemler MA, Barendse GA, van Kleef M, et al.: Spinal cord stimulation on patients with chronic reflex sympathetic dystrophy. *N Engl J Med* 343: 618-624, 2000
9) Hosomi K, Yamamoto T, Agari T, et al.: Benefit of spinal cord stimulation for patients with central poststroke pain: a retrospective multicenter study. *J Neurosurg* 136: 601-612, 2022

略語

CRPS (complex regional pain syndrome): 複合性局所疼痛症候群

Question 2
脊髄後根進入部破壊術はどのような難治性疼痛に有効か？

回 答

- 脊髄後根進入部破壊術は腕神経叢引き抜き損傷後疼痛、脊髄損傷後疼痛に有効である可能性がある。

付帯事項

- なし

解 説

　脊髄後根進入部破壊術は1970年代に考案され、難治性疼痛に対して行われてきた。原法は疼痛髄節レベルの脊髄後根進入部（dorsal root entry zone: DREZ）、すなわち後外側溝から後角に向けて針電極を穿刺し、後角を電気凝固する手法であった。この手法はDREZotomyと呼ばれることが多く、現在は主にラジオ波が用いられている。また、顕微鏡下に後外側溝経由で後角を展開し、バイポーラー凝固鑷子等で破壊する術式（microsurgical DREZotomy）も広く行われている[1]。脊髄後根進入部破壊術についてのRCTはなく、システマティックレビューを中心に以下に文献をまとめた。

　MongardiらはシステマティックレビューでSymptom症例シリーズ46文献1242症例をまとめ、脊髄後根進入部破壊術で75％以上の除痛が得られたか、VASが3未満になったものを著効とした。3年未満の追跡での著効率はがん性疼痛で125例中97例（77.6％）、腕神経叢引き抜き損傷で274例中162例（59.1％）、脊髄損傷で132例中76例（57.6％）、幻肢痛で32例中16例（50.0％）、帯状疱疹後神経痛で39例中29例（74.4％）であった。3年以上の追跡では、がん性疼痛で1例中1例（100％）、腕神経叢引き抜き損傷で439例中280例（60.8％）、脊髄損傷で153例中92例（55.8％）、幻肢痛で17例中6例（35.3％）、帯状疱疹後神経痛で39例中11例（28.2％）であり[2]、長期的には腕神経叢引き抜き損傷後疼痛、脊髄損傷後疼痛に有効と言える。Mehtaらのシステマティックレビューでは、脊髄損傷後神経障害性疼痛については、広範な痛みより髄節に限局した痛みや、脊髄円錐を対象とした手術で有効性が高い[3]。Texakalidisらは帯状疱疹後神経痛に対する外科的治療についてのシステマティックレビューの中で脊髄後根進入部破壊術について触れている。84症例を平均10.1年追跡し、術前に平均8.7だった疼痛尺度（VAS）が平均3.7に下がったとしているが、脊髄刺激療法や末梢神経刺激療法などのより低侵襲の治療法も有効であることから、それらを第一選択肢として推奨している[4]。

　疼痛の性状によっても有効性は異なる。腕神経叢引き抜き損傷後疼痛は発作的な電撃痛が特徴

的であるが、脊髄後根進入部破壊術は持続痛と比較して電撃痛により有効性が高いと報告されている[5-8]。電撃痛にとりわけ有効であることが本手術の特筆すべき点であり、腕神経叢引き抜き損傷後疼痛に対する良い適応となる所以である。

合併症としては同側下肢の運動障害、しびれ、触覚・位置覚障害を伴う失調などが挙げられる[1,6-8]。合併症率は顕微鏡下手術群で14.6%、ラジオ波凝固群で34.3%であった。顕微鏡下手術・ラジオ波凝固の両群合わせて、日常生活が制限されるような重度の神経脱落症状を来したものは1.9%、軽度の症状は11.5%、一過性の症状は6.6%であった[2]。

なお、システマティックレビューには1970年代から1990年代の文献も含まれているため、現在の脊髄後根進入部破壊術の有効性や安全性をそのまま反映していない可能性があると考えられる。近年の文献では、Takaiらが腕神経叢引き抜き損傷後疼痛の患者に術中MEPモニタリングをしながら顕微鏡下に従来より深い層（Rexedの第Ⅴ層）まで破壊する術式を報告している。10人中9人に著効、1人に有効で、運動合併症はいずれの症例にも来さなかった[1]。術中モニタリングや術式の洗練により、有効性や安全性が近年では向上している可能性が考えられる。

文献検索の概要

対象期間	2000年1月～2023年6月
データベース	PubMed
検索語 P	pain
I/C	DREZ
制　　限	原著論文、システマティックレビュー、RCT、観察研究
選定概要	180件から設定したPICOや選定基準に合致した8件を採用した。

文献

1) Takai K, Taniguchi M: Modified dorsal root entry zone lesioning for intractable pain relief in patients with root avulsion injury. *J Neurosurg Spine* 27: 178-84, 2017
2) Mongardi L, Visani J, Mantovani G, et al.: Long term results of Dorsal Root Entry Zone (DREZ) lesions for the treatment of intractable pain: A systematic review of the literature on 1242 cases. *Clin Neurol Neurosurg* 210: 107004, 2021
3) Mehta S, Orenczuk K, McIntyre A, et al.: Neuropathic pain post spinal cord injury part 2: systematic review of dorsal root entry zone procedure. *Top Spinal Cord Inj Rehabil* 19: 78-86, 2013
4) Texakalidis P, Tora MS, Boulis NM: Neurosurgeons' Armamentarium for the Management of Refractory Postherpetic Neuralgia: A Systematic Literature Review. *Stereotact Funct Neurosurg* 97: 55-65, 2019
5) Lubelski D, Pennington Z, Ochuba AJ, et al.: Is dorsal root entry zone lesioning effective and safe for managing continuous versus paroxysmal pains post-brachial plexus avulsion? *J Neurosurg Spine* 39: 101-112, 2023
6) Piyawattanametha N, Sitthinamsuwan B, Euasobhon P, et al.: Efficacy and factors determining the outcome of dorsal root entry zone lesioning procedure (DREZotomy) in the treatment of intractable pain syndrome. *Acta Neurochir (Wien)* 159: 2431-2442, 2017
7) Aichaoui F, Mertens P, Sindou M: Dorsal root entry zone lesioning for pain after brachial plexus avulsion: results with special emphasis on differential effects on the paroxysmal versus the continuous components. A prospective study in a 29-patient consecutive series. *Pain* 152: 1923-1930, 2011
8) Ali M, Saitoh Y, Oshino S, et al.: Differential efficacy of electric motor cortex stimulation and lesioning of the dorsal root entry zone for continuous vs paroxysmal pain after brachial plexus avulsion. *Neurosurgery* 68: 1252-1257; discussion 1257-1258, 2011

略　語

DREZ (dorsal root entry zone): 後根進入部、VAS (visual analogue scale): 視覚的アナログスケール、MEP (motor evoked potential): 運動誘発電位

Question 3
一次運動野電気刺激療法は難治性疼痛に有効か？

回答
- 一次運動野電気刺激療法は神経障害性疼痛に有効な可能性がある。

付帯事項
- 本邦において上記治療法は脳刺激装置植込術として保険収載されているが、現時点において難治性疼痛に対する植え込み装置がない。

解説

一次運動野電気刺激療法（EMCS）は、外科的に電極を一次運動野上（硬膜外が多く、硬膜下、大脳半球間裂、中心溝内など）に留置し、電気刺激する治療法として 1991 年に坪川らにより提唱され、難治性の神経障害性疼痛に対して行われてきた。薬物やシャム手術群など対照群との RCT はなく、原著論文はほとんどが症例シリーズまたは症例報告であるが、EMCS の刺激 on-off によるクロスオーバー RCT の報告が散見される。神経障害性疼痛を対象に EMCS が行われている。

2007 年に発表された欧州神経学会のガイドラインでは、中枢性脳卒中後疼痛に対する有効率は約 50％（20 論文、143 症例）、三叉神経障害性疼痛に対する有効率は約 60％（8 論文、60 症例）であった[1]。2016 年に同ガイドラインは更新されており、17 論文、311 症例の報告が追加され、エビデンス総体の質はとても低いと評価されているものの、神経障害性疼痛に対して EMCS を行うことに弱い推奨がなされている[2]。その他、いくつかのシステマティックレビューでは、有効率が約 30〜80％の除痛率が報告され、難治性の神経障害性疼痛（中枢性脳卒中後疼痛、三叉神経障害性疼痛、脊髄神経叢引き抜き損傷後疼痛、幻肢痛、脊髄損傷後疼痛など）に対する EMCS は有効な治療である可能性を示唆している[3-8]。また、術前の一次運動野に対する反復経頭蓋磁気刺激の除痛効果と EMCS の効果に相関があると報告されており、反復経頭蓋磁気刺激で EMCS の治療効果が予測できる可能性がある[9-13]。

EMCS の小規模（6〜18 例）RCT が 6 編報告されている[14-19]。6 編の内 4 編では、1 条件あたり 2〜12 週間の期間で評価されており、平均の除痛率が約 30〜70％、長期の有効率（30％以上除痛率または 2 ポイント減少）が約 40〜80％と有効性が報告された[14,16,17,19]。残りの 2 編は 1 条件あたり 4 週または 12 週間で評価がなされ、EMCS の有効性が示されなかった[15,18]。しかしながら、有効性を示すことができなかった 1 編では、手術から 12 か月間追跡できた末梢性神経障害性疼痛患者（15 例）では、疼痛スコア上の平均除痛率は 48％（各症例で 0〜95％）であり、60％の症例が良好（70〜100％の除痛率）もしくは満足（40〜69％の除痛率）な有効性を報告している[15]。さらに、難

治性の神経障害性疼痛に対するEMCSの後方視的観察研究（追跡期間65～105か月）では、36～53%の除痛率が報告されている[20,21]。

EMCSで合併症を1つ以上経験した患者の発生率は、全体の約20%とされている[1,3,4]。合併症の多くは、植え込み機器（IPGやリードなど）の不具合、術創部の感染、創部離開、刺激による疼痛、頸部の不快感、硬膜外血腫、けいれん発作、そして神経脱落症候（運動・言語障害）などが報告されている。けいれん発作に関しては、運動マッピング時や刺激閾値の調整など初期の刺激設定時や刺激開始早期に発生していることが多く、神経脱落症候は数か月持続していたが、最終的には改善しているものが多いとされている。これら多くの合併症は、一般的に重篤ではない一過性のものであった[1,3,4,14,18,22]。以上のことから、神経障害性疼痛が治療抵抗性であることを鑑み、予測されるベネフィットとリスクを個々の症例で検討した上でEMCSは有用な治療の選択肢の一つと思われる。本邦においてEMCSは脳刺激装置植込術として保険収載されているが、現時点においては難治性疼痛に対する植え込み装置がない。

文献検索の概要

対象期間	2000年～2022年
データベース	PubMed
検索語 P	Pain
I/C	EMCS
制限	システマティックレビュー、メタ解析、原著論文、RCT、観察研究
選定概要	172件からPICOや選定基準に合致した22件を採用した。

文献

1) Cruccu G, Aziz TZ, Garcia-Larrea L, et al.: EFNS guidelines on neurostimulation therapy for neuropathic pain. *Eur J Neurol* 14: 952-970, 2007
2) Cruccu G, Garcia-Larrea L, Hansson P, et al.: EAN guidelines on central neurostimulation therapy in chronic pain conditions. *Eur J Neurol* 23: 1489-1499, 2016
3) Fontaine D, Hamani C, Lozano A: Efficacy and safety of motor cortex stimulation for chronic neuropathic pain: critical review of the literature. *J Neurosurg* 110: 251-256, 2009
4) Galafassi GZ, Simm Pires de Aguiar PH, Simm RF, et al.: Neuromodulation for Medically Refractory Neuropathic Pain: Spinal Cord Stimulation, Deep Brain Stimulation, Motor Cortex Stimulation, and Posterior Insula Stimulation. *World Neurosurg* 146: 246-260, 2021
5) Hosomi K, Seymour B, Saitoh Y: Modulating the pain network--neurostimulation for central poststroke pain. *Nat Rev Neurol* 11: 290-299, 2015
6) Knotkova H, Hamani C, Sivanesan E, et al.: Neuromodulation for chronic pain. *Lancet* 397: 2111-2124, 2021
7) Lima MC, Fregni F: Motor cortex stimulation for chronic pain: systematic review and meta-analysis of the literature. *Neurology* 70: 2329-2337, 2008
8) Mo JJ, Hu WH, Zhang C, et al.: Motor cortex stimulation: a systematic literature-based analysis of effectiveness and case series experience. *BMC Neurol* 19: 48, 2019
9) André-Obadia N, Mertens P, Lelekov-Boissard T, Afif A, Magnin M, Garcia-Larrea L: Is Life better after motor cortex stimulation for pain control? Results at long-term and their prediction by preoperative rTMS. *Pain Physician* 17: 53-62, 2014
10) Andre-Obadia N, Peyron R, Mertens P, Mauguiere F, Laurent B, Garcia-Larrea L: Transcranial magnetic stimulation for pain control. Double-blind study of different frequencies against placebo, and correlation with motor cortex stimulation efficacy. *Clin Neurophysiol* 117: 1536-1544, 2006

11) Hosomi K, Saitoh Y, Kishima H, et al.: Electrical stimulation of primary motor cortex within the central sulcus for intractable neuropathic pain. *Clin Neurophysiol* 119: 993-1001, 2008
12) Lefaucheur JP, Menard-Lefaucheur I, Goujon C, Keravel Y, Nguyen JP: Predictive value of rTMS in the identification of responders to epidural motor cortex stimulation therapy for pain. *J Pain* 12: 1102-1111, 2011
13) Zhang X, Hu Y, Tao W, Zhu H, Xiao D, Li Y: The Effect of Motor Cortex Stimulation on Central Poststroke Pain in a Series of 16 Patients With a Mean Follow-Up of 28 Months. *Neuromodulation* 20: 492-496, 2017
14) Hamani C, Fonoff ET, Parravano DC, et al.: Motor cortex stimulation for chronic neuropathic pain: results of a double-blind randomized study. *Brain* 144: 2994-3004, 2021
15) Lefaucheur JP, Drouot X, Cunin P, et al.: Motor cortex stimulation for the treatment of refractory peripheral neuropathic pain. *Brain* 132: 1463-1471, 2009
16) Lefaucheur JP, Keravel Y, Nguyen JP: Treatment of poststroke pain by epidural motor cortex stimulation with a new octopolar lead. *Neurosurgery* 68: 180-187; discussion 187, 2011
17) Nguyen JP, Velasco F, Brugieres P, et al.: Treatment of chronic neuropathic pain by motor cortex stimulation: results of a bicentric controlled crossover trial. *Brain Stimul* 1: 89-96, 2008
18) Radic JA, Beauprie I, Chiasson P, Kiss ZH, Brownstone RM: Motor Cortex Stimulation for Neuropathic Pain: A Randomized Cross-over Trial. *Can J Neurol Sci* 42: 401-409, 2015
19) Velasco F, Arguelles C, Carrillo-Ruiz JD, et al.: Efficacy of motor cortex stimulation in the treatment of neuropathic pain: a randomized double-blind trial. *J Neurosurg* 108: 698-706, 2008
20) Tanei T, Kajita Y, Maesawa S, et al.: Long-term Effect and Predictive Factors of Motor Cortex and Spinal Cord Stimulation for Chronic Neuropathic Pain. *Neurol Med Chir (Tokyo)* 58: 422-434, 2018
21) Guo S, Zhang X, Tao W, Zhu H, Hu Y: Long-term follow-up of motor cortex stimulation on central poststroke pain in thalamic and extrathalamic stroke. *Pain Pract* 22: 610-20, 2022
22) Henderson JM, Lad SP: Motor cortex stimulation and neuropathic facial pain. *Neurosurg Focus* 21: 1-4, 2006

略語

EMCS (electrical motor cortex stimulation): 一次運動野電気刺激療法

Question 4
反復経頭蓋磁気刺激は難治性疼痛に有効か？

回答

● 一次運動野への高頻度反復経頭蓋磁気刺激は神経障害性疼痛に有効な可能性がある。

付帯事項

● ガイドライン作成時には、本治療法は保険収載されていない。

解説

　反復経頭蓋磁気刺激（rTMS）は外科治療と異なりシャム刺激が可能であるため、多数のプラセボ対照RCTが行われている。多くは神経障害性疼痛を対象としており、局所刺激が可能な8の字コイルを使用した一次運動野（M1）刺激の臨床試験が大部分である。その他、線維筋痛症や片頭痛、口腔顔面痛を対象とした試験や、背外側前頭前野や島皮質、前部帯状回の刺激、深部かつ広範囲の刺激を行うHコイルを用いた試験、近年ではシーターバースト刺激を用いた試験などが行われている。多数のRCTをもとにしたシステマティックレビューやメタアナリス、ガイドラインが報告されている。

　コクランレビューでは、慢性疼痛に対してrTMSを行った27のRCT（655症例）からメタアナリスが行われ、高頻度刺激（5〜20 Hz、25試験、560症例）は除痛効果が得られ、低頻度刺激（1 Hz以下、7試験、106症例）は除痛効果が得られないことが示されている。刺激部位をM1に限定した単回のみを施行する高頻度刺激rTMS（13試験、249症例）では、短期的（刺激後1週間以内）な除痛効果が示されており（SMD: -0.38 [95%CI: 0.49, -0.27]）、この効果量は実刺激からシャム刺激分を差し引いた疼痛スコアで12% [9, 16] に相当していた。複数回を実施する高頻度刺激rTMS（8試験）のサブグループ解析において、異質性が大きく、有効性を結論付けることができなかった[1]。その他、欧州神経学会によるrTMS治療ガイドラインでは、神経障害性疼痛に対するM1への高頻度刺激rTMSにより、疼痛スコアは実刺激後に20〜45%低下し、35〜60%の患者がレスポンダー（30%以上の疼痛緩和）であったと報告され、実施することに弱い推奨がなされている[2]。欧州の専門家によるrTMSの治療ガイドラインでは、神経障害性疼痛に対する対側M1の高頻度刺激は効果があり、神経障害性疼痛に対する対側M1の低頻度刺激は効果なしと評価している[3,4]。国際ニューロモデュレーション学会・北米ニューロモデュレーション学会においても、神経障害性疼痛に対するM1への高頻度rTMSを行うことに強い推奨がなされている[5]。また近年、質の高い3つのシャム対照RCTが行われており、1編は本邦で行われた医師主導治験であるが、rTMS治療がシャム刺激を上回る除痛効果を確認できなかった（疼痛スコア（0〜10）減少量のMD: -1.2 [-5.5, 3.1]）[6]。残り2編において神経障害性疼痛に対する複数回のM1への高頻度rTMS治療は、シャム刺激に

比べて除痛効果が高いことが報告されている[7,8]。いくつかのレビュー論文において神経障害性疼痛に対するrTMS刺激のパラメータとして、疼痛とは対側のM1への高頻度刺激、1セッションあたり1500〜3000発での複数セッションでの介入が推奨され[5,9,10]、副作用が少ない治療法であることからも将来有望な治療法の一つとして位置付けられている。今後、質の高い研究により、臨床効果が示されることが期待される。

経頭蓋磁気刺激（TMS）の安全性について、国際臨床神経生理学会から発表され[11,12]、それを踏まえて日本臨床神経生理学からも提言が出されている[13,14]。rTMSの最も重篤な副作用は、痙攣とされている。LernerらのrTMSの安全性における報告において、31万回を超えるrTMS施行のうち、24例の痙攣があった（7.5/10万TMS施行回数）[15]。しかし、痙攣があった24例には、てんかん、脳腫瘍、脳卒中、精神疾患患者など様々な対象者が含まれていた。rTMSに関連する軽微な副作用としては、頭皮痛、頭痛、聴力低下、耳鳴りなどが挙げられている。ガイドライン[13,14]で設定されている基準を遵守している限り、rTMSを含むTMSによる痙攣の危険性は極めて低いとされている。疼痛に対するrTMSを安全に施行するためには、ガイドラインで設定されている刺激条件を遵守すると共に、痙攣を引き起こす可能性がある因子である服薬状況や身体状態など十分に配慮する必要がある。

文献検索の概要

対象期間		2000年〜2022年
データベース		PubMed
検索語	P	Pain
	I/C	rTMS
制限		システマティックレビュー、メタ解析、原著論文、RCT、観察研究
選定概要		181件からPICOや選定基準に合致した15件を採用した。

文献

1) O'Connell NE, Marston L, Spencer S, DeSouza LH, Wand BM: Non-invasive brain stimulation techniques for chronic pain. *Cochrane Database Syst Rev* 4: CD008208, 2018
2) Cruccu G, Garcia-Larrea L, Hansson P, et al.: EAN guidelines on central neurostimulation therapy in chronic pain conditions. *Eur J Neurol* 23: 1489-1499, 2016
3) Lefaucheur JP, Aleman A, Baeken C, et al.: Evidence-based guidelines on the therapeutic use of repetitive transcranial magnetic stimulation (rTMS): An update (2014-2018). *Clin Neurophysiol* 131: 474-528, 2020
4) Lefaucheur JP, Andre-Obadia N, Antal A, et al.: Evidence-based guidelines on the therapeutic use of repetitive transcranial magnetic stimulation (rTMS). *Clin Neurophysiol* 125: 2150-2206, 2014
5) Leung A, Shirvalkar P, Chen R, et al.: Transcranial Magnetic Stimulation for Pain, Headache, and Comorbid Depression: INS-NANS Expert Consensus Panel Review and Recommendation. *Neuromodulation* 23: 267-290, 2020
6) Hosomi K, Sugiyama K, Nakamura Y, et al.: A randomized controlled trial of 5 daily sessions and continuous trial of 4 weekly sessions of repetitive transcranial magnetic stimulation for neuropathic pain. *Pain* 161: 351-360, 2020
7) Attal N, Poindessous-Jazat F, De Chauvigny E, et al.: Repetitive transcranial magnetic stimulation for neuropathic pain: a randomized multicentre sham-controlled trial. *Brain* 144: 3328-3339, 2021
8) Quesada C, Pommier B, Fauchon C, et al.: New procedure of high-frequency repetitive transcranial magnetic stimulation for central neuropathic pain: a placebo-controlled randomized crossover study. *Pain* 161: 718-728, 2020

9) Baptista AF, Fernandes A, Sa KN, et al.: Latin American and Caribbean consensus on noninvasive central nervous system neuromodulation for chronic pain management (LAC2-NIN-CP). *Pain Rep* 4: e692, 2019
10) Lefaucheur JP, Nguyen JP: A practical algorithm for using rTMS to treat patients with chronic pain. *Neurophysiol Clin* 49: 301-307, 2019
11) Rossi S, Antal A, Bestmann S, et al.: Safety and recommendations for TMS use in healthy subjects and patient populations, with updates on training, ethical and regulatory issues: Expert Guidelines. *Clin Neurophysiol* 132: 269-306, 2021
12) Rossi S, Hallett M, Rossini PM, Pascual-Leone A, Safety of TMSCG: Safety, ethical considerations, and application guidelines for the use of transcranial magnetic stimulation in clinical practice and research. *Clin Neurophysiol* 120: 2008-2039, 2009
13) 日本臨床神経生理学会　脳刺激法に関する小委員会: 反復経頭蓋磁気刺激の安全性に関する提言 (IFCNからのガイドラインを踏まえて). *臨床神経生理学* 50: 39-43, 2022
14) 松本 英, 宇川 義, 臨床神経生理学会脳刺激の安全性に関する委員会: 磁気刺激法の安全性に関するガイドライン. *臨床神経生理学* 39: 34-45, 2011
15) Lerner AJ, Wassermann EM, Tamir DI: Seizures from transcranial magnetic stimulation 2012-2016: Results of a survey of active laboratories and clinics. *Clin Neurophysiol* 130: 1409-1416, 2019

略　語

rTMS (repetitive transcranial magnetic stimulation): 反復経頭蓋磁気刺激、M1 (primary motor cortex): 一次運動野

Question 5
DBSは難治性疼痛に対して有効か？

回答
- 末梢性神経障害性疼痛に対して、DBS は有効な場合がある。
- 中枢性神経障害性疼痛に対して、DBS が推奨されるか否かは結論できない。

付帯事項
- ガイドライン作成時には、上記の治療法に対するDBSデバイスは承認されていない。

解説

　DBS による治療対象の部位は、神経障害性疼痛に対しては視床感覚中継核（VPL/VPM）が多く、侵害受容性疼痛に対しては中脳水道灰白質（PAG）や第3脳室周囲灰白質（PVG）が多い。DBS は幻肢痛、神経根障害痛や腕神経叢損傷後疼痛などの末梢性神経障害性疼痛に有効例が多く[1-4]、中枢性脳卒中後疼痛に対しては、有効な場合もあるとする報告[5,6]や無効とする報告など一定していない。脊髄損傷後疼痛には無効であることが多い[2,7]。大脳皮質運動野刺激（MCS）と VPL/VPM 刺激の比較試験では、中枢性疼痛に対して初期は MCS が有効であったが、慢性期では有意差は認めなかった（除痛率：MCS 37.9%、DBS 37.5%）[8]。中枢性脳卒中後疼痛の9症例に対して腹側線条体および内包前脚（VS/ALIC）の刺激を行った RCT で、刺激群と対照群で疼痛の改善に有意差は認められなかったものの、Beck Depression Inventry や Montgomery-Asberg Dpression Rating Scale など抑うつに関する臨床スコアは有意に改善した[9]。2020 年に公開されているシステマティックレビューで難治性疼痛に対して MCS と DBS、SCS を比較した試験では、それぞれ 35〜80%、50〜60%、38〜89% の改善率を示したが、どの処置が最も有効かを結論できてはいない[10]。他2編のシステマティックレビューでも疼痛に対する DBS の有効性を結論できてはいない[7,11]。

　末梢性神経障害性疼痛に対する DBS は、VPL/VPM 刺激が報告されており、平均で約 50% の除痛率があり、有効であることが多いと報告されている[12]。しかし、2016 年に改訂された欧州神経学会のガイドラインでは、病態や刺激対象部位が様々であること、不十分な研究デザインによる報告が大半であることから、難治性神経障害性疼痛に対する DBS が推奨されるか否かは結論できないとしている[13]。

文献検索の概要

対象期間	無制限	
データベース	PubMed	
検索語	P	pain
	I/C	DBS
制限	RCT、システマティックレビュー、メタ解析、原著論文、観察研究	
選定概要	30件から設定したPICOや選定基準に合致した13件を採用した。	

文献

1) Bittar RG, Otero S, Carter H, Aziz TZ: Deep brain stimulation for phantom limb pain. *J Clin Neurosci* 12: 399-404, 2005
2) Rasche D, Rinaldi PC, Young RF, Tronnier VM: Deep brain stimulation for the treatment of various chronic pain syndromes. *Neurosurg Focus* 21: 1-8, 2006
3) Owen SLF, Green AL, Nandi D, Bittar RG, Wang S, Aziz TZ: Deep brain stimulation for neuropathic pain. *Acta Neurochir Suppl* 97: 111-116, 2007
4) Pereira EAC, Green AL, Nandi D, Aziz TZ: Deep brain stimulation: indications and evidence. *Expert Rev Med Devices* 4: 591-603, 2007
5) Katayama Y, Yamamoto T, Kobayashi K, Kasai M, Oshima H, Fukaya C: Motor cortex stimulation for post-stroke pain: comparison of spinal cord and thalamic stimulation. *Stereotact Funct Neurosurg* 77: 183-186, 2001
6) Hamani C, Schwalb JM, Rezai AR, Dostrovsky JO, Davis KD, Lozano AM: Deep brain stimulation for chronic neuropathic pain: long-term outcome and incidence of insertional effect. *Pain* 125: 188-196, 2006
7) Prévinaire JG, Nguyen JP, Perrouin-Verbe B, Fattal C: Chronic neuropathic pain in spinal cord injury: efficiency of deep brain and motor cortex stimulation therapies for neuropathic pain in spinal cord injury patients. *Ann Phys Rehabil Med* 52: 188-193, 2009
8) Son BC, Kim DR, Kim HS, Lee SW: Simultaneous trial of deep brain and motor cortex stimulation in chronic intractable neuropathic pain. *Stereotact Funct Neurosurg* 92: 218-226, 2014
9) Lempka SF, Malone Jr DA, Hu B, et al.: Randomized clinical trial of deep brain stimulation for poststroke pain. *Ann Neurol* 81: 653-663, 2017
10) Galafassi GZ, Aguiar PHSP, Simm RF, et al.: Neuromodulation for Medically Refractory Neuropathic Pain: Spinal Cord Stimulation, Deep Brain Stimulation, Motor Cortex Stimulation, and Posterior Insula Stimulation. *World Neurosurg* 146: 246-260, 2021
11) Frizon LA, Yamamoto EA, Nagel SJ, Simonson MT, Hogue O, Machado AG: Deep Brain Stimulation for Pain in the Modern Era: A Systematic Review. *Neurosurgery* 86: 191-202, 2020
12) Yamamoto T, Katayama Y, Obuchi T, et al.: Thalamic sensory relay nucleus stimulation for the treatment of peripheral deafferentation pain. *Stereotact Funct Neurosurg* 84: 180-183, 2006
13) Cruccu G, Garcia-Larrea L, Hansson P, et al.: EAN guidelines on central neurostimulation therapy in chronic pain conditions. *Eur J Neurol* 23: 1489-1499, 2016

略語

VPL (ventral posterolateral nucleus): 腹側後外側核、VPM (ventral posteromedial nucleus): 腹側後内側核、PAG (periaqueductal gray): 中脳水道灰白質、MCS (motor cortex stimulation): 大脳皮質運動野刺激

Question 6
末梢神経刺激は末梢性神経障害性疼痛に有効か？

回　答
- 末梢神経刺激療法は末梢性神経障害性疼痛に有効性が示されている。
- 経皮的電気神経刺激療法は末梢性神経障害性疼痛を改善させるか明らかではない。

付帯事項
- ガイドライン作成時には、本治療法は承認されていない。

解　説

　末梢神経近傍に刺激電極を永久的に埋め込む方法を末梢神経刺激療法（PNS）、刺激電極を一時的に留置し治療後に抜去する方法を percutaneous electrical nerve stimulation（PENS）と区別する場合がある。類似した方法に、特定の末梢神経を対象にするのではなく疼痛部位の皮下に電極を植込む末梢神経野刺激療法（PNFS）がある。電極を皮膚表面に配置し神経刺激を行う方法は経皮的電気神経刺激療法（TENS）と呼ばれる。PNS は広義には PENS、PNFS、TENS も含む[1]。PNS、PENS の主な適応は末梢性神経障害性疼痛であり[2]、外傷性末梢神経障害、四肢の切断後痛（断端痛と幻肢痛）、複合性局所疼痛症候群（CRPS）、帯状疱疹後神経痛などを対象とした PNS と PENS が報告されている[1,2]。本稿では末梢性神経障害性疼痛に対して PNS、PENS、PNFS、TENS を行った RCT、システマティックレビューについて文献検索を行った。片麻痺性肩関節痛、陰部痛、慢性筋骨格系疼痛は末梢性神経障害性疼痛であるか明確でなく、RCT の検索は行わなかったが、システマティックレビューの対象として含まれた。

・PNS, PENS, PNFS

　末梢性神経障害性疼痛に対する PNS、PENS の RCT は 2 件報告されている。Deer らは外傷性末梢性神経障害性疼痛患者を対象に RCT を行い、刺激開始後 3 か月で PNS 群（45 症例）では 38% がレスポンダー（30%以上の疼痛改善）であったが、シャム刺激群（49 症例）では 10%であり有意差がみられた（p=0.0048）。両群とも埋め込みから 1 年後まで重大合併症はみられなかった[3]。Gilmore らは下肢切断後痛の患者を対象に RCT を行った。刺激開始後 4 週間で PENS 群（12 症例）では 58%の患者がレスポンダー（50%以上の疼痛改善）であったが、sham 刺激群（14 症例）では 14%であり、有意差がみられた（p=0.037）。8 週目に刺激電極が抜去されたが、12 か月時点で PENS 群の 67%は 50%以上の疼痛改善を維持していた。重大合併症は報告されなかった[4,5]。

　PNS、PENS、PNFS に関するシステマティックレビューは近年複数報告されている[1,2,6,7]。メタアナリシスは行われていないが、末梢性神経障害性疼痛に対する PNS、PENS により患者の約 2/3

において50%以上の疼痛改善が得られていた[6,7]。末梢性神経障害性疼痛以外に、片麻痺性肩関節痛、慢性腰部痛、慢性陰部痛、神経障害性顔面痛に対するPNS、PENS、PNFSに米国予防医学作業部会の基準によるレベルⅠ・Ⅱのエビデンスがあると評価された[1,2]。安全性に関しては特に刺激電極の位置ずれが問題となり10～24%に生じた[1]。刺激装置周囲の疼痛が報告されることも多く[1]、最大25%に生じていた[6]。デバイスへの感染は1～6%と報告された[1]。

以上の複数のRCT、システマティックレビューで有効性が示されていることから、PNSは末梢性神経障害性疼痛に有効と考えられる。

・TENS

神経障害性疼痛に対するTENSに関してCochrane Reviewが報告されている。5件のRCTに含まれる207名の患者の治療前後で疼痛尺度（0～10）を比較すると、TENS群がsham刺激群に比べ平均1.58 [95%CI: 1.09, 2.08] 疼痛が改善していた（p<0.00001, I^2=29%）。しかし、含まれる研究の少なさ、研究サイズの小ささ、複数のバイアスリスクのためエビデンスの確実性は非常に低く、TENSが神経障害性疼痛に有効か結論は出なかった[8]。このシステマティックレビューの後には2つのRCTが報告されている。Johnsonらは外傷に伴う末梢性神経障害性疼痛患者を対象にRCTを行い、TENS群（31症例）はシャム刺激群（34症例）に比べ治療3か月後の疼痛尺度（0～10）が平均0.3 [-1.0, 0.3] 改善していたが、有意差はみられなかった（p=0.30）[9]。Bislaらは三叉神経痛患者を対象にRCTを行った。治療6週後の疼痛尺度（0～10）はTENS+内服治療群（26症例）で1.23、シャム刺激+内服治療群（26症例）で2.12であり、有意差はみられなかったが（p=0.673）、治療6週後のカルバマゼピンの内服量はそれぞれ430.8グラムと586.5グラムで有意差がみられた（p=0.006）[10]。

以上の結果から、TENSが末梢性神経障害性疼痛を改善させるか現時点では明らかではない。

文献検索の概要

対象期間		2023年7月まで
データベース		PubMed
検索語	P	pain
	I/C	PNS、PENS、TENS、PNFS 電気鍼治療、後根神経節刺激は除外した。
制限		RCT、システマティックレビュー
選定概要		243件から設定したPICOや選定基準に合致した10件を採用した。

文献

1) Xu J, Sun Z, Wu J, et al.: Peripheral Nerve Stimulation in Pain Management: A Systematic Review. *Pain Physician* 24: 131-152, 2021
2) Strand N, D'Souza RS, Hagedorn JM, et al.: Evidence-Based Clinical Guidelines from the American Society of Pain and Neuroscience for the Use of Implantable Peripheral Nerve Stimulation in the Treatment of Chronic Pain. *J Pain Res* 15: 2483-2504, 2022
3) Deer T, Pope J, Benyamin R, et al.: Prospective, Multicenter, Randomized, Double-Blinded, Partial Crossover Study to Assess the Safety and Efficacy of the Novel Neuromodulation System in the Treatment of Patients With Chronic Pain of Peripheral Nerve Origin. *Neuromodulation* 19: 91-100, 2016
4) Gilmore CA, Ilfeld B, Rosenow JM, et al.: Percutaneous peripheral nerve stimulation for the treatment of chronic neuropathic postamputation pain: a multicenter, randomized, placebo-controlled trial. *Reg Anesth Pain Med* 44: 637-645, 2019

5) Gilmore CA, Ilfeld BM, Rosenow JM, et al.: Percutaneous 60-day peripheral nerve stimulation implant provides sustained relief of chronic pain following amputation: 12-month follow-up of a randomized, double-blind, placebo-controlled trial. *Reg Anesth Pain Med* 45: 44-51, 2020
6) Helm S, Shirsat N, Calodney A, et al.: Peripheral Nerve Stimulation for Chronic Pain: A Systematic Review of Effectiveness and Safety. *Pain Ther* 10: 985-1002, 2021
7) Char S, Jin MY, Francio VT, et al.: Implantable Peripheral Nerve Stimulation for Peripheral Neuropathic Pain: A Systematic Review of Prospective Studies. *Biomedicines* 10: 2606, 2022
8) Gibson W, Wand BM, O'Connell NE: Transcutaneous electrical nerve stimulation (TENS) for neuropathic pain in adults. *Cochrane Database Syst Rev* 9: CD011976, 2017
9) Johnson S, Marshall A, Hughes D, et al.: Mechanistically informed non-invasive peripheral nerve stimulation for peripheral neuropathic pain: a randomised double-blind sham-controlled trial. *J Transl Med* 19: 458, 2021
10) Bisla S, Gupta A, Agarwal S, Singh H, Sehrawat A, Singh A: Evaluation of transcutaneous electrical nerve stimulation as an adjunct therapy in trigeminal neuralgia - a randomized double-blind placebo-controlled clinical study. *J Dent Anesth Pain Med* 21: 565-574, 2021

略語

PNS (peripheral nerve stimulation): 末梢神経刺激療法、PNFS (peripheral nerve field stimulation): 末梢神経野刺激療法、TENS (transcutaneous electric nerve stimulation): 経皮的電気神経刺激療法、CRPS (complex regional pain syndrome): 複合性局所疼痛症候群

Question 7
末梢神経刺激は難治性頭痛に有効か？

回答
- 後頭神経刺激は片頭痛の発作頻度を減少させる予防療法として有効性が示されている。後頭神経刺激は群発頭痛の予防療法にも有効な可能性がある。
- 翼口蓋神経節刺激は群発頭痛の急性期治療に有効性が示されている。
- 経皮的電気神経刺激療法には複数の手法が存在し、片頭痛の急性期治療・予防療法、群発頭痛の予防療法に有効である可能性がある。

付帯事項
- ガイドライン作成時には、本治療法は承認されていない。

解説

頭痛に対する末梢神経刺激療法（PNS）では後頭神経刺激（ONS）や翼口蓋神経節刺激（SPGS）が行われている。経皮的電気神経刺激療法（TENS）は眼窩上神経や後頭神経などを対象に行われている。頸部や耳介のTENSによる非侵襲的迷走神経刺激（nVNS）、上腕にTENSを行う遠隔電気ニューロモデュレーション（REN）なども報告されている。本稿では片頭痛、群発頭痛に対する、PNS、TENSによる急性期治療・予防療法ついてRCT、システマティックレビューの検索を行った。

・片頭痛

Moissetらの片頭痛の急性期治療・予防療法についてのシステマティックレビューではPNS、TENSのRCT19件が評価された。急性期治療に関しては治療2時間後の頭痛消失率についてシャム刺激と比較された。RENは2件のRCTの統合解析（323症例）でリスク比2.14 [95%CI: 1.34, 3.40]と有効性を示した。眼窩上TENSとnVNSについては統合解析が行えなかった。予防療法に関しては1か月間の頭痛日数の改善についてシャム刺激と比較された。眼窩上TENSの2件のRCTではそれぞれ-1.74日/1か月、-0.92日/1か月の改善を認め、統合解析（170症例）で標準化平均値差（SMD）-0.494 [-0.799, -0.188]と有効性が示された。頸部nVNSについての3件のRCTは統合解析（448症例）でSMD -0.19 [-0.38, 0.00]と有効性を示せなかった。ONSの3件のRCTでは頭痛日数がそれぞれ-5.2日/1か月、-4日/1週間、-3.1日/1か月と有意に改善した。統合解析（254症例）ではSMD -1.090 [-1.977, -0.204]と大きな効果量を示したが、研究間の異質性が高かった（I^2=88%）。合併症はTENSでは刺激部位の違和感など、ONSでは13〜24%の刺激電極の位置ずれ、7%の術後感染などが報告された[1]。

Moisset らのレビュー以降では 3 件の RCT が報告された。Kuruvilla らは急性期治療において眼窩上 TENS 群（259 症例）の 25.5%、シャム刺激群（279 症例）の 18.3%で治療 2 時間後の頭痛消失を報告した（p=0.043）2)。Daniel らは急性期治療で眼窩上神経と後頭神経の TENS を同時に行い、治療 1 時間後の疼痛尺度（0〜10）が治療群（25 症例）で 53%、シャム刺激群（26 症例）で 10%改善したと報告した（p=0.0002）3)。Najib らは予防療法において頚部 nVNS 群（56 症例）でシャム刺激群（57 症例）に比べ-0.83 日/1 か月の頭痛日数改善を報告したが有意差は認められなかった（p=0.23）4)。

まとめると急性期治療では REN と眼窩上 TENS、眼窩上・後頭 TENS の有効性が報告された。予防療法では眼窩上 TENS、ONS の有効性が示されたが ONS の効果量のほうが高かった。

・群発頭痛

急性期治療のため SPGS を行った RCT は 2 件報告された。Schoenen らは 28 名の患者の頭痛発作ごとにランダムに刺激を行い、SPGS（190 発作）の 67.1%、シャム刺激（192 発作）の 7.4%で治療 15 分後に頭痛が改善した（p<0.0001）5)。Goadsby らは SPGS 群 36 名に生じた頭痛（410 発作）とシャム刺激群 40 名に生じた頭痛（582 発作）を比較し、SPGS の 62.5%、シャム刺激の 38.9%で治療 15 分後に頭痛が改善すると推定した（p=0.008）。刺激装置を植込んだ 93 名のうち手術手技関連の重大合併症は 4 名に合計 4 件（誤嚥、嘔吐、静脈損傷、感染）生じ、2 名でデバイス抜去が必要になった 6)。急性期治療のために頚部 nVNS を行った 2 件の RCT では有効性は示されなかった 7,8)。

予防療法のために ONS を行った RCT1 件と観察研究 11 件についてメタアナリシスが行われた。合計 414 名が評価され、57.3% [48.1, 66.5] の患者で ONS により頭痛回数が 50%以上改善した。群発頭痛の予防療法に ONS が有効である可能性があるが、ONS とシャム刺激を直接比較した RCT はない 9)。予防療法のため頚部 nVNS を行った RCT では 1 週間あたりの頭痛回数が治療群（45 症例）で-5.9 回、シャム刺激群（48 症例）で-2.1 回減少し有効性が示された（p=0.02）10)。

まとめると急性期治療で SPGS の、予防療法で ONS と頚部 nVNS の有効性が報告されている。

文献検索の概要

対 象 期 間		2023 年 6 月まで
データベース		PubMed
検索語	P	migraine、cluster headache
	I/C	PNS、TENS
制　　　限		RCT、システマティックレビュー
選 定 概 要		356 件から設定した PICO や選定基準に合致した 10 件を採用した。

文　献

1) Moisset X, Pereira B, Ciampi de Andrade D, Fontaine D, Lantéri-Minet M, Mawet J: Neuromodulation techniques for acute and preventive migraine treatment: a systematic review and meta-analysis of randomized controlled trials. *J Headache Pain* 21: 142, 2020
2) Kuruvilla DE, Mann JI, Tepper SJ, Starling AJ, Panza G, Johnson MAL: Phase 3 randomized, double-blind, sham-controlled Trial of e-TNS for the Acute treatment of Migraine (TEAM). *Sci Rep* 12: 5110, 2022

3) Daniel O, Tepper SJ, Deutsch L, Sharon R: External Concurrent Occipital and Trigeminal Neurostimulation Relieves Migraine Headache: A Prospective, Randomized, Double-Blind, Sham-Controlled Trial. *Pain Ther* 11: 907-922, 2022
4) Najib U, Smith T, Hindiyeh N, et al.: Non-invasive vagus nerve stimulation for prevention of migraine: The multicenter, randomized, double-blind, sham-controlled PREMIUM II trial. *Cephalalgia Int J Headache* 42: 560-569, 2022
5) Schoenen J, Jensen RH, Lantéri-Minet M, et al.: Stimulation of the sphenopalatine ganglion (SPG) for cluster headache treatment. Pathway CH-1: a randomized, sham-controlled study. *Cephalalgia Int J Headache* 33: 816-830, 2013
6) Goadsby PJ, Sahai-Srivastava S, Kezirian EJ, et al.: Safety and efficacy of sphenopalatine ganglion stimulation for chronic cluster headache: a double-blind, randomised controlled trial. *Lancet Neurol* 18: 1081-1090, 2019
7) Silberstein SD, Mechtler LL, Kudrow DB, et al.: Non-Invasive Vagus Nerve Stimulation for the ACute Treatment of Cluster Headache: Findings From the Randomized, Double-Blind, Sham-Controlled ACT1 Study. *Headache* 56: 1317-1332, 2016
8) Goadsby PJ, de Coo IF, Silver N, et al.: Non-invasive vagus nerve stimulation for the acute treatment of episodic and chronic cluster headache: A randomized, double-blind, sham-controlled ACT2 study. *Cephalalgia Int J Headache* 38: 959-969, 2018
9) Membrilla JA, Roa J, Díaz-de-Terán J: Preventive treatment of refractory chronic cluster headache: systematic review and meta-analysis. *J Neurol* 270: 689-710, 2023
10) Gaul C, Diener HC, Silver N, et al.: Non-invasive vagus nerve stimulation for PREVention and Acute treatment of chronic cluster headache (PREVA): A randomised controlled study. *Cephalalgia Int J Headache* 36: 534-546, 2016

略語

PNS (peripheral nerve stimulation): 末梢神経刺激療法、ONS (occipital nerve stimulation): 後頭神経刺激、SPGS (sphenopalatine ganglion stimulation): 翼口蓋神経節刺激、TENS (transcutaneous electric nerve stimulation): 経皮的電気神経刺激療法、nVNS (non-invasive vagus nerve stimulation): 非侵襲的迷走神経刺激療法、REN (remote electrical neuromodulation): 遠隔電気ニューロモデュレーション

Question 8
モルヒネ髄腔内投与療法は難治性疼痛に有効か？

回答

- 植え込み型薬剤投与ポンプを用いたモルヒネ髄腔内投与療法（ITM）は、難治性のがん性疼痛に有効であり、難治性の非がん性慢性疼痛にも有効性が示唆されている。

付帯事項

- ガイドライン作成時には、保険収載されていない。

解説

　モルヒネを代表とする強オピオイドは、がん性疼痛におけるWHO方式3段階鎮痛ラダーの第3段階、神経障害性疼痛の第3選択薬に相当し、他に有効な治療手段がない中等度以上の痛みで使用される[1]。オピオイドの全身投与で十分な効果が得られなかったり、副作用のために継続できなかったりする場合、くも膜下腔への投与が考慮される。くも膜下腔への投与の場合、経口投与の300分の1の投与量で同等の鎮痛効果が得られ、副作用が軽減される可能性がある[2]。モルヒネのくも膜下腔への投与には、体外カテーテル法や皮下ポート法もあるが、長期投与が必要な場合にITMが検討される。植え込み型薬剤投与ポンプを用いたITMは、難治性のがん性疼痛と非がん性慢性疼痛を対象として、1991年に米国で承認された。本邦では2020年に承認されたが、本ガイドライン作成時には未だ保険収載されていない。がん性疼痛に対するITMでは、費用対効果から余命3か月以上が適応とされることが多い[2,3]。通常、髄腔内へのボーラス投与でスクリーニングトライアルを行い、50%以上の疼痛緩和が得られた場合にポンプが植え込まれている[3]。

　植え込み型ポンプによる髄腔内投与療法（IT療法）では、モルヒネが最も使用されているが、他のオピオイドやジコノタイドも使用されている[2,4]。以下に記載するIT療法の報告は、モルヒネの使用症例が多くを占める。国際疼痛学会のガイドラインでは、IT療法は神経根症を伴う脊椎術後痛（FBSS）に対して弱いエビデンスがあるが、十分ではないため推奨については結論できないとされている[5]。一方で国際ニューロモデュレーション学会のガイドラインでは、オピオイドによるIT療法をがん性疼痛に対して行う事を強く推奨しており、非がん性慢性疼痛に対しては行う事を推奨できるとしている[2]。2000年発表のシステマティックレビューでは、IT療法の原著論文は114件（2000名以上）あり、疼痛尺度を報告している16論文が集計されている。2年程度までの追跡で疼痛尺度は平均で7.6から3.0に低下し、その他のQOLなどの有効性の指標も改善していたと報告している[4]。IT療法と内科治療のみを比較したRCTは1件のみであり、がん性疼痛202名を対象としていた。このRCTでは、IT療法は内科治療より痛みや疲労、抑うつ、投薬による副作用を軽減し、さらには寿命を延長する傾向があった（痛みと副作用の尺度共に20%以上改善した

割合：57.7% vs. 37.5%）[6]。その他、がん性疼痛と非がん性慢性疼痛を対象としたIT療法の症例集積研究が多数報告されており、1～3年程度の追跡で疼痛尺度の低下（26～80%）、オピオイド全身投与量の減少、機能障害の改善などが報告されている[7-12]。非がん性慢性疼痛はFBSSが最も多く、慢性腰痛や末梢性神経障害性疼痛などに実施されている。長期追跡（平均13.5年）でも効果が維持されていることや[13]、効果は痛みの原因（がん性または非がん性）によらないという報告もある[14]。

　オピオイドによるIT療法と非がん性慢性疼痛に対するオピオイドまたはジコノタイドのIT療法のシステマティックレビューでは、薬剤関連の副作用と手術や機器に関連した合併症が集計されている[4,15]。前者の頻度は、悪心・嘔吐25～33%、眠気・傾眠17%、排尿障害19～24%、痒み17～26%、ミオクローヌス18%、呼吸抑制3%と報告されている。後者は、髄膜炎2～3%、感染12%、ポンプ位置異常17%、カテーテル関連18%（逸脱、屈曲、閉塞、断裂）の他、カテーテル先端の肉芽形成が報告されている。機器関連の合併症の頻度は、機器の種類にも依存するが、合併症は少なくないため、ITMの必要性や期待される利益がリスクを上回ると考えられる場合に実施するのが望ましい。

文献検索の概要

対 象 期 間		無制限
データベース		PubMed、Cochrane Library、医中誌Web
検索語	P	pain
	I/C	ITM
制　　　限		原著論文、RCT、観察研究、症例シリーズ、総説、ガイドライン
選 定 概 要		選定基準に合致した1件のRCTと既存のガイドライン3件と総説2件、症例シリーズ9件を採用した。

文　献

1) 医療用麻薬適正使用ガイダンス：厚生労働省医薬・生活衛生局　監視指導・麻薬対策課, 2017
2) Deer TR, Pope JE, Hayek SM, et al.: The Polyanalgesic Consensus Conference (PACC): Recommendations on Intrathecal Drug Infusion Systems Best Practices and Guidelines. *Neuromodulation* 20: 96-132, 2017
3) Burton AW, Rajagopal A, Shah HN, et al.: Epidural and intrathecal analgesia is effective in treating refractory cancer pain. *Pain Med* 5: 239-247, 2004
4) Williams JE, Louw G, Towlerton G: Intrathecal pumps for giving opioids in chronic pain: a systematic review. *Health Technol Assess* 4: iii-iv, 1-65, 2000
5) Dworkin RH, O'Connor AB, Kent J, et al.: Interventional management of neuropathic pain: NeuPSIG recommendations. *Pain* 154: 2249-2261, 2013
6) Smith TJ, Staats PS, Deer T, et al.: Randomized clinical trial of an implantable drug delivery system compared with comprehensive medical management for refractory cancer pain: impact on pain, drug-related toxicity, and survival. *J Clin Oncol* 20: 4040-4049, 2002
7) Roberts LJ, Finch PM, Goucke CR, Price LM: Outcome of intrathecal opioids in chronic non-cancer pain. *Eur J Pain* 5: 353-361, 2001
8) Rauck RL, Cherry D, Boyer MF, Kosek P, Dunn J, Alo K: Long-term intrathecal opioid therapy with a patient-activated, implanted delivery system for the treatment of refractory cancer pain. *J Pain* 4: 441-447, 2003
9) Deer T, Chapple I, Classen A, et al.: Intrathecal drug delivery for treatment of chronic low back pain: report from the National Outcomes Registry for Low Back Pain. *Pain Med* 5: 6-13, 2004
10) Raffaeli W, Righetti D, Caminiti A, et al.: Implantable intrathecal pumps for the treatment of noncancer chronic pain in elderly population: drug dose and clinical efficacy. *Neuromodulation* 11: 33-39, 2008

11) Atli A, Theodore BR, Turk DC, Loeser JD: Intrathecal opioid therapy for chronic nonmalignant pain: a retrospective cohort study with 3-year follow-up. *Pain Med* 11: 1010-1016, 2010
12) Hamza M, Doleys D, Wells M, et al.: Prospective study of 3-year follow-up of low-dose intrathecal opioids in the management of chronic nonmalignant pain. *Pain Med* 13: 1304-1313, 2012
13) Duarte RV, Raphael JH, Sparkes E, Southall JL, LeMarchand K, Ashford RL: Long-term intrathecal drug administration for chronic nonmalignant pain. *J Neurosurg Anesthesiol* 24: 63-70, 2012
14) Reig E, Abejon D: Continuous morphine infusion: a retrospective study of efficacy, safety, and demographic variables. *Neuromodulation* 12: 122-129, 2009
15) Turner JA, Sears JM, Loeser JD: Programmable intrathecal opioid delivery systems for chronic noncancer pain: a systematic review of effectiveness and complications. *Clin J Pain* 23: 180-195, 2007

略 語

ITM (intrathecal morphine): モルヒネ髄腔内投与療法、FBSS (failed back surgery syndrome): 脊椎手術後症候群

トピック5 痙縮

▶ **総論**

　痙縮は、脳血管障害、脊髄損傷、頭部外傷などの中枢神経障害によって発症し、上位運動ニューロン症候群の陽性兆候の1つであり、腱反射亢進を伴った緊張性伸張反射の速度依存性増加を特徴とする運動障害と定義され[1]、脳神経外科診療において身近に遭遇する一般的な症状の1つである。痙縮は失われた運動強度を補うのに役立つが、しばしば関節可動域の制限、痛みを来たし、さらなる運動機能の喪失にも繋がる。

　筋の緊張は通常、脊髄内にある多くの興奮性、抑制性の介在ニューロンを介して筋伸張反射回路の興奮性が調節されており、これらの介在ニューロンも上位中枢である皮質網様体路、網様体脊髄路、運動前野や補足運動野からの制御を受けている[1]。痙縮の発生機序は、これらの上位中枢による脊髄反射制御機構が障害され、筋緊張が興奮性に傾き、さらにこれら反射性要素以外にも筋や腱短縮などの非反射性要素も加わり生じると考えられている。

　痙縮の疫学は、本邦では明らかにされていないが、海外の報告からは、脳卒中の35％以上[2,3]、重症の頭部外傷の75％[4]、脳性麻痺の90％[5]、脊髄損傷の80％[6]、多発性硬化症の70％[7]の患者が痙縮を呈すると報告されている。日本での痙縮の正確な有病率はわかっていないが、脳卒中患者は2014年の厚生労働省の調査では約118万人と報告されており、単純計算すると脳卒中後の痙縮患者だけでも41万人以上いることとなる。その他、脳卒中後以外の原因に基づく重度痙縮症例が8万人以上いると推計されている[8]。

　2022年の厚生労働省の調査によると、要介護5になる主な原因は1位「脳血管疾患（脳卒中）」26.3％で[9]、運動麻痺や脳血管認知症により、以前のような生活レベルで暮らすことが困難となり、さらに痙縮の重症度が増悪すると言われている。高齢化の進む現代において、痙縮のコントロールは重要な位置を占めると考えられ、痙縮治療の内容について広く周知される必要がある。

　痙縮に対して一般的には、経口薬物治療とリハビリテーションが行われ、経口薬物治療に使用される薬剤として、チザニジンはバクロフェンやジアゼパムと同等の効果を示し[10]、ダントロレンナトリウムも痙縮を軽減させる効果を示した[11]。しかし、これら経口筋弛緩薬の投与が運動機能を改善させるかどうかを検討したメタ解析ではその有効性は確認されず、むしろ有害事象が増えることとなった[12]。

　以上により、これらの治療に抵抗を示す場合には低侵襲であるA型ボツリヌス毒素療法（BoNT-A）や、侵襲度は高くなるが選択的末梢神経縮小術（SPN）、選択的脊髄後根切断術（SDR）、バクロフェン髄腔内投与術（ITB）などの機能的神経外科治療が行われている。有害な痙縮部位が局所性かびまん性か、また治療手段が可逆性か不可逆性かなどの要素も治療の選択肢に加わってくる。

　国内でBoNT-Aは約5万症例、ITBは約3,000症例、それ以外の治療法は限られた施設での治療にとどまっており、これら治療の恩恵を受けている患者はまだまだ少ないと考える。そこで本項では、痙縮に対するBoNT-Aと機能的外科的治療であるSPN、SDR、ITBについてエビデンスに基づき解説する。

文 献

1) Lance JW: Symposium synopsis, in Feldman RG, Young RR, Keolla WP (eds): *Spasticity, disordered motor control*. Chicago, Year Book Medical Publishers, 1980, pp 485-494
2) van Kuijk AA, Hendricks HT, Pasman JW, Kremer BH, Geurts AC: Are clinical characteristics associated with upper-extremity hypertonia in severe ischaemic supra-tentorial stroke? *J Rehabil Med* 39: 33-37, 2007
3) Watkins C, Leathley M, Gregson JM, Moore AP, Smith TL, Sharma AK: Prevalence of spasticity post stroke. *Clin Rehabil* 16: 515-522, 2002
4) Verplancke D, Snape S, Salisbury CF, Jones PW, Ward AB: A randomized controlled trial of botulinum toxin on lower limb spasticity following acute acquired severe brain injury. *Clin Rehabil* 19: 117-125, 2005
5) Chrysagis N, Skordilis EK, Tsiganos G, Koutsouki D: Validity evidence of the Lateral Step Up (LSU) test for adolescents with spastic cerebral palsy. *Disabil Rehabil* 35: 875-880, 2013
6) Levi R, Hultling C, Seiger A: The Stockholm Spinal Cord Injury Study: 2. Associations between clinical patient characteristics and post-acute medical problems. *Paraplegia* 33: 585-594, 1995
7) Paty DW, Ebers GC: Clinical features, in Paty DW, Ebers GC (eds): *Multiple sclerosis*. Philadelphia, FA Davis Company, 1998, pp 128-129
8) 平孝臣, 赤川浩之, 岡田芳和, 上川秀士, 堀智勝: 本邦における痙縮の疫学的調査. リハビリテーション医学 37: 863, 2003
9) 厚生労働省「2022年（令和4年）国民生活基礎調査の概要」
10) Lataste X, Emre M, Davis C, Groves L: Comparative profile of tizanidine in the management of spasticity. *Neurology* 44(11 Suppl 9): S53-59, 1994
11) Gracies JM, Elovic E, McGuire JM, Simpson DM: Traditional pharmacological treatments for spasticity. Part I: Local treatments. *Muscle Nerve Suppl* 6: S61-91, 1997
12) Lindsay C, Kouzouna A, Simcox C, Pandyan AD: Pharmacological interventions other than botulinum toxin for spasticity after stroke. *Cochrane Database Syst Rev* 10: CD010362, 2016

略 語

BoNT-A (botulinum neurotoxin A): A型ボツリヌス毒素療法、SPN (selective peripheral neurotomy): 選択的末梢神経縮小術、SDR (selective dorsal rhizotomy): 選択的後根切断術、ITB (intrathecal baclofen): バクロフェン髄腔内投与療法

CQ 痙縮に対してバクロフェン髄腔内投与を行うことが推奨されるか？

推奨

- 重度痙縮に対して、痙縮の改善、痙縮に伴う疼痛の軽減、ADL や QOL 向上を目的として、バクロフェン髄腔内投与（ITB）を行うことを提案する。
  弱い推奨／エビデンスの強さ「弱い」（2C）（合意率 97.5%）

付帯事項

- なし

解説

脊髄性の痙縮に対し1984年にPennらがヒトでのバクロフェンの髄腔内単回投与の効果を報告し[1]、さらに植え込み型ポンプを用いたITBの効果を報告した[2]。それ以後、脳性麻痺や頭部外傷後、脳卒中後の痙縮に対しても多くの臨床試験が行われITBの有効性が報告された。

ITBに関するRCTは、推奨作成時点で14件の報告がある。今回、バクロフェンの髄腔内単回投与の試験を除き、痙縮、ADL、QOL、痙縮に伴う疼痛、ジストニア、有害事象について評価しているRCT4件を採用した。

脳卒中後の痙縮患者60名を対象としたSISTERS研究では、2肢以上に痙縮があり、下肢の痙縮尺度であるAshworth評点（AS）が3（筋緊張の明確な増加はあるが、他動的に動かせる）以上の患者を、ITB群と従来治療のみ行う対照群に無作為化し、6か月後に治療効果を評価した[3]。下肢のASはITB群のほうが有意に減少し（ITB群 vs 対照群 -0.99 vs -0.43、平均値差（MD）：-0.56 [95%CI: -0.96, -0.16]）、上肢でもITB群で有意な減少を認めた（-0.66 vs -0.17、-0.49 [-0.84, -0.14]）。機能的自立度評価法（FIM）によるADL評価では、ITB群と対照群との間に有意差が認められなかったが、運動項目（2.2 vs -0.96、3.16 [-1.53, 7.85]）と合計スコア（2.68 vs -2.58、5.26 [-0.59, 11.11]）ではITB群に改善傾向を認めた。また、副次評価として疼痛とQOLがITBによって有意に改善したことを別の論文で報告した[4]。

重度の脳性麻痺（GMFCSレベルⅣ～Ⅴ）の患者33名を対象としたIDYS研究では、ITB群と植え込みポンプを介したプラセボ投与群を無作為化し、3か月後に治療効果を評価した[5]。ITB群のジスキネジア障害尺度（DIS）の合計スコアは、対照群と比較して有意に減少した（-3% vs 4%）。DISのサブスコアでは、ITB群で安静時のジストニアの改善が示されたが、活動時のジストニアや舞踏アテトーゼでは有意差を認めなかった。

多発性硬化症または脊髄損傷による重度の痙縮患者22名を対象としたRCTでは、ポンプ植え込み後にITB群とプラセボ群に無作為化し、13週後に評価が行われた[6]。対照群よりもITB群で

AS（-1.0 vs -0.2）と疼痛の視覚的評価スケール（VAS）（-1.45 vs -0.06）が有意に改善した。

難治性の小児痙直型脳性麻痺に対するITB群9名と標準治療群8名を比較したRCTでは、6か月後の疼痛とQOLがITB群で有意に改善した[7]。

3件のRCTから、痙縮に伴う疼痛とQOLについてのみメタ解析を行うことができた。疼痛について、ITB群29名は対照群31名と比較してVASに減少傾向がみられた（MD: -3.16 [-7.39, 1.07]）[4,7]。QOLについて、ITB群51名は対照群49名と比較して有意な改善が認められた（SMD 1.47 [0.18, 2.75]）[4,5,7]。

安全性を評価しているRCT2件（合計42名）をまとめると、重篤（医薬品規制調和国際会議（ICH）のガイドラインに準拠）な有害事象の発生率は35.7%であった。機器関連の重篤な有害事象は16.7%で、ポンプ感染4.8%、デバイス閉塞2.4%、デバイス位置ずれ4.8%、髄液漏4.8%であった[3,5]。重篤な副作用のなかで頻度が高いのは、尿路感染などの腎泌尿器障害7.1%と便秘や腸閉塞などの胃腸障害9.5%であった。

安全性について、本邦の実態把握に役立つものとして、ITBが保険収載された2006年から実施された使用成績調査がある。ポンプ植え込みから4年間にわたる329例の特定使用成績調査によると、非重篤を含む全体の副作用発現率は21.6%、重篤（ICHに準拠）な副作用発現率は7.6%であった[8]。全体の主な副作用は傾眠4.0%、筋痙縮3.0%、過量投与3.0%、便秘1.8%、嘔吐1.5%、離脱症候群1.5%、悪心、尿閉、発熱が各1.2%であった[8]。副作用発現時期については、植え込み後60日以内が10.9%、61日から120日以内では4.3%に低下した。機器関連ではカテーテルトラブル10.6%、ポンプトラブル6.1%、外科手技関連は7%（感染1.5%、髄液漏5.5%）であった。ポンプ植え込みから1年間にわたる744名の使用成績調査では、インデュラカテーテル®の改良品であるアセンダカテーテル®の有害事象発現率は4.9%であり、インデュラカテーテル®の7.3%と比べて減少した[9]。

17歳未満の小児90名の1年間の使用成績調査では、全体の副作用発現率は24.4%、重篤な副作用発現率は12.2%であった[10]。全体の副作用で主なものは、便秘5.6%、過量投与4.4%、尿閉3.3%、離脱症候群、呼吸数減少が各2.2%であり、成人とは異なる特徴が観察された。機器関連ではカテーテルトラブル4.4%、ポンプトラブル1.1%、外科手技関連は8.9%（感染2.2%、髄液漏6.6%）であった。小児のITBでは、成人との安全性の違いに留意して、治療管理を行う必要がある。

ITBの適応とされる重度の痙縮について、明確な定義は示されていないが、米国のコンセンサスパネルは、重度の痙縮とは特定の痙縮尺度に依存するのではなく、痙縮が患者や介護者にとってどの程度問題であるかを表すのが適切であると提言した[11]。また、欧州のコンセンサスパネルでは、本人や介護者が身体機能、活動、参加を妨げていると認識した痙縮をdisabling spasticity（日常生活に支障を来す痙縮）と定義し、抗痙縮薬に抵抗性の多分節性または全身性のdisabling spasticityの患者がITBの最良の候補であり、ITB単独で治療目標に達しなかった場合はA型ボツリヌス毒素療法の併用を提案すべきであると報告した[12]。

本CQに対する推奨の作成にあたり、選定基準に合致したRCTは4件と少なかった。QOLは、3件のRCTによるメタ解析で改善を示したが（エビデンスの確実性「中」）、安全性についての確実性が「弱」であった。そのため、益と害のバランスを考慮して弱い推奨（2C）とした。

文献検索の概要

対象期間		無制限
データベース		PubMed、Cochrane Library、医中誌 Web
検索語	P	spasticity
	I/C	ITB、placebo、conventional medical treatment
制限		RCT のみ
選定概要		14 件から設定した PICO や選定基準に合致した RCT4 件（論文 5 件）を採用した。
アウトカム		Ashworth scale、QOL、ADL、pain、dystonia、adverse event

文献

1) Penn RD, Kroin JS: Intrathecal baclofen alleviates spinal cord spasticity. *Lancet* 1: 1078, 1984
2) Penn RD, Kroin JS: Continuous intrathecal baclofen for severe spasticity. *Lancet* 2: 125-127, 1985
3) Creamer M, Cloud G, Kossmehl P, et al.: Intrathecal baclofen therapy versus conventional medical management for severe poststroke spasticity: results from a multicentre, randomised, controlled, open-label trial (SISTERS). *J Neurol Neurosurg Psychiatry* 89: 642-650, 2018
4) Creamer M, Cloud G, Kossmehl P, et al.: Effect of Intrathecal Baclofen on Pain and Quality of Life in Poststroke Spasticity. *Stroke* 49: 2129-2137, 2018
5) Bonouvrié LA, Becher JG, Vles JSH, Vermeulen RJ, Buizer A, IDYS Study Group: The Effect of Intrathecal Baclofen in Dyskinetic Cerebral Palsy: The IDYS Trial. *Ann Neurol* 86: 79-90, 2019
6) Middel B, Kuipers-Upmeijer H, Bouma J, et al.: Effect of intrathecal baclofen delivered by an implanted programmable pump on health related quality of life in patients with severe spasticity. *J Neurol Neurosurg Psychiatry* 63: 204-209, 1997
7) Hoving MA, van Raak EP, Spincemaille GH, et al.: Efficacy of intrathecal baclofen therapy in children with intractable spastic cerebral palsy: a randomised controlled trial. *Eur J Paediatr Neurol* 13: 240-246, 2009
8) 山口広貴, 加耒美紀, 鶴屋英里, 他: ギャバロン®髄注（バクロフェン）シンクロメッド®ポンプシステム特定使用成績調査, *臨床医薬* 32: 469-509, 2016
9) 山口広貴, 加耒美紀, 鶴屋英里, 他: ギャバロン®髄注（バクロフェン）シンクロメッド®ポンプシステム使用成績調査最終報告, *臨床医薬* 32: 419-467, 2016
10) 山口広貴, 鶴屋英里, 佐川慶, 他: 小児痙縮に対するバクロフェン髄注療法の有用性の検討－使用成績調査の層別解析結果－, *臨床医薬* 34: 153-179, 2018
11) Saulino M, Ivanhoe CB, McGuire JR, Ridley B, Shilt JS, Boster AL: Best practices for intrathecal baclofen therapy: patient selection. *Neuromodulation* 19: 607-615, 2016
12) Biering-Soerensen B, Stevenson V, Bensmail D, et al.: European expert consensus on improving patient selection for the management of disabling spasticity with intrathecal baclofen and/or botulinum toxin type A. *J Rehabil Med* 53: jrm00236, 2021

略語

AS (Ashworth scale): Ashworth評点、FIM (functional independence measure): 機能的自立度評価法、GMFCS (gross motor function classification system): 粗大運動能力分類システム、DIS (dyskinesia impairment scale): ジスキネジア障害尺度、VAS (visual analog scale): 視覚的評価スケール、ICH (international council for harmonisation of technical requirements for pharmaceuticals for human use): 医薬品規制調和国際会議

Question 1
成人の局所性上下肢痙縮に対してA型ボツリヌス毒素療法は有効か？

回答
- 成人の局所性上下肢痙縮に対しA型ボツリヌス毒素療法は有効である。

付帯事項
- なし

解説

A型ボツリヌス毒素療法は成人の局所性上下肢痙縮に対して有効な治療法である。脳卒中や頭部外傷後の痙縮（16〜27件のRCT、計1,388〜2,793症例）に対しての有効性が報告されているのに加え[1-3]、多発性硬化症（5件のRCT、計129症例）や成人脳性麻痺（6件のRCT、計390症例）を原因とした痙縮に対しても有効性が報告されている[4,5]。どの報告も痙縮の指標である修正Ashworth評点で約1段階程度の改善を認め、効果は12週以上持続する。さらに、10週〜12週ごとに反復して施注することで効果は維持される。施注する筋肉は上肢では肘関節屈曲に対して上腕二頭筋、手関節屈曲および手指関節屈曲に対して前腕筋肉群が選択されることが多い。また、下肢では足関節尖足痙縮に対して下腿三頭筋（腓腹筋内側・外側頭、ヒラメ筋）が、足関節内反痙縮に対して後脛骨筋が選択されることが多い[6]。

A型ボツリヌス毒素療法によって痙縮の改善は得られるものの、ADLやQOLの改善に寄与するかどうかについては報告によってばらつきがある。上肢については機能回復や疼痛等の軽減によりADLおよびQOL共に改善したとの報告[7]、下肢についてはQOLの改善を認めたもののADLの改善は得られなかったとの報告が散見される[8,9]。

A型ボツリヌス毒素療法単独での痙縮に対する効果は限定的であり、他の治療方法との併用を検討すべきである。従来のリハビリテーションや装具療法といったものから、近年では体外衝撃波治療やCI療法、末梢の筋肉に対する超音波や電気刺激などの様々な補助療法との併用による有用性が報告されている[10-12]。

治療効果を高めるには、確実に筋肉にA型ボツリヌス毒素を施注することが重要である。そのため施注時には超音波や筋電計または電気刺激装置を使用することが望ましい[13,14]。

文献検索の概要

対象期間	無制限	
データベース	PubMed	
検索語	P	spasticity
	I/C	botulinum toxin therapy
制限	原著論文、RCT、メタ解析	
選定概要	57件から設定したPICOや選定基準に合致した14件を採用した。	

文献

1) Foley N, Pereira S, Salter K, et al.: Treatment with botulinum toxin improves upper-extremity function post stroke: a systematic review and meta-analysis. *Arch Phys Med Rehabil* 94: 977-989, 2013
2) Dong Y, Wu T, Hu X, Wang T: Efficacy and safety of botulinum toxin type A for upper limb spasticity after stroke or traumatic brain injury: a systematic review with meta-analysis and trial sequential analysis. *Eur J Phys Rehabil Med* 53: 256-267, 2017
3) Sun LC, Chen R, Fu C, et al.: Efficacy and safety of botulinum toxin type A for limb spasticity after stroke: a meta-analysis of randomized controlled trials. *Biomed Res Int* 2019: 8329306, 2019
4) Beard S, Hunn A, Wight J: Treatments for spasticity and pain in multiple sclerosis: a systematic review. *Health Technol Assess* 7:46-52, 2003
5) Andraweera ND, Andraweera PH, Lassi ZS, Kochiyil V: Effectiveness of Botulinum Toxin A Injection in Managing Mobility-Related Outcomes in Adult Patients With Cerebral Palsy: Systematic Review. *Am J Phys Med Rehabil* 100: 851-857, 2021
6) Nalysnyk L, Papapetropoulos S, Rotella P, Simeone JC, Alter KE, Esquenazi A: OnabotulinumtoxinA muscle injection patterns in adult spasticity: a systematic literature review. *BMC Neurol* 13: 118, 2013
7) Dashtipour K, Chen JJ, Walker HW, Lee MY: Systematic literature review of abobotulinumtoxinA in clinical trials for adult upper limb spasticity. *Am J Phys Med Rehabil* 94: 229-238, 2015
8) Elia AE, Filippini G, Calandrella D, Albanese A: Botulinum neurotoxins for post-stroke spasticity in adults: a systematic review. *Mov Disord* 24: 801-812, 2009
9) Baker JA, Pereira G: The efficacy of Botulinum Toxin A for limb spasticity on improving activity restriction and quality of life: a systematic review and meta-analysis using the GRADE approach. *Clin Rehabil* 30: 549-558, 2016
10) Mihai EE, Popescu MN, Iliescu AN, Berteanu M: A systematic review on extracorporeal shock wave therapy and botulinum toxin for spasticity treatment: a comparison on efficacy. *Eur J Phys Rehabil Med* 58: 565-574, 2022
11) Nasb M, Shah SZA, Chen H, et al.: Constraint-Induced Movement Therapy Combined With Botulinum Toxin for Post-stroke Spasticity: A Systematic Review and Meta-Analysis. *Cureus* 13: e17645, 2021
12) Intiso D, Santamato A, Di Rienzo F: Effect of electrical stimulation as an adjunct to botulinum toxin type A in the treatment of adult spasticity: a systematic review. *Disabil Rehabil* 39: 2123-2133, 2017
13) Grigoriu AI, Dinomais M, Rémy-Néris O, Brochard S: Impact of Injection-Guiding Techniques on the Effectiveness of Botulinum Toxin for the Treatment of Focal Spasticity and Dystonia: A Systematic Review. *Arch Phys Med Rehabil* 96: 2067-2078, 2015
14) Asimakidou E, Sidiropoulos C: A Bayesian Network Meta-Analysis and Systematic Review of Guidance Techniques in Botulinum Toxin Injections and Their Hierarchy in the Treatment of Limb Spasticity. *Toxins (Basel)* 15: 256, 2023

略語

CI療法 (constraint-induced movement therapy): 非麻痺側上肢抑制療法

Question 2
限局した下肢痙縮に対して選択的脛骨神経縮小術は有効か？

回答
- 内科的治療抵抗性では A 型ボツリヌス毒素療法と同等の有効性が示されている。

付帯事項
- なし

解説

選択的脛骨神経縮小術は、下肢痙縮の治療として 1980 年代に Sindou らにより臨床に導入された。現在、選択的脛骨神経縮小術の有効性を示した報告のほとんどは、症例シリーズであり、RCT は A 型ボツリヌス毒素療法との比較検討の一編のみである。

脳卒中後の尖足内反痙縮患者 16 例に対し選択的脛骨神経縮小術 8 例と A 型ボツリヌス毒素療法 8 例での RCT で、治療 6 か月後の足関節の痙縮が評価された。その結果、選択的脛骨神経縮小術群は A 型ボツリヌス毒素療法群よりも有意に痙縮が改善していた（修正 Ashworth 評点 [MAS]：-2.5 vs. -1, p=0.021、Tardieu scale: -3 vs. -1, p=0.015）。足関節の運動学的改善効果では両群に有意差はなく同等の効果であり、筋力低下も同等であった。また、国際生活機能分類（ICF）評価において両群ともに身体の活動性、社会への参加、QOL については有意な改善は認めなかった。合併症は、選択的脛骨神経縮小術群で創部治癒遅延 1 例、下腿浮腫 1 例、創部周辺の痛み 1 例を認めた[1]。

下肢尖足内反症例に対する選択的脛骨神経縮小術 11 論文（合計 314 例）のシステマティックレビューでは、ほとんどの論文で MAS または Ashworth 評点、Stretch Reflex Scale で改善し、受動的関節可動域が改善していた。歩行能力に関して、歩幅は 9 論文で改善しており、歩行速度は 4 論文で改善していた。合併症に関しては、6 論文では認めず。3 論文で 5〜15%、ただし 2 論文で 39.2〜73.5% で知覚異常や知覚低下、神経障害性疼痛を認めた。この 2 論文は同一施設からの報告で、脛骨神経末梢部（後脛骨筋枝や長母趾屈筋枝）での縮小術を行った際に過度の脛骨神経への操作による限定的なものであった。11 論文全てで、これらの症状は一過性で投薬治療により改善している[2]。このシステマティックレビューに含まれない症例シリーズの 9 論文でも選択的脛骨神経縮小術の有効性を示したが、8 論文はいずれも 13 例から 39 例（平均 22.5 例）での検討であった[3-11]。その中で、2023 年の Dauleac らの 104 例の報告は最大で、1 年後のフォローアップで 19 項目の治療目標（歩行快適性、安定性、歩行速度、痙縮の改善、痛みの改善など）の中で、Goal Attainment

Scaling methodology（with T-score）で、平均 T-score が 38.1 ± 2.9 から 61.5 ± 10.5（p<0.00001）と改善し、95 例（91.3％）で T-score が 50 以上の改善を示しており、患者個人それぞれが設定した目標に対して、治療のゴールを達成していた。さらに痙縮変形は改善（p<0.001）、MAS も改善（p<0.001）、そして modified Rankin Score も有意差をもって改善した（p<0.001）。合併症に関しては、神経障害性疼痛を 6 例（5.4％）に認めたが、4 か月以内に消失している。創部感染は 4 例（3.6％）に認めたのみであり安全性も担保されている[4]。しかし現在のところ、3 年以上の長期的な有効性に関する RCT などの質の高いエビデンスはない。

　また、選択的脛骨神経縮小術の術前評価として、神経ブロックを行うことは、痙縮と拘縮の鑑別や痙縮罹患筋肉の判別のためにも有用である[11,12]。

文献検索の概要

対 象 期 間		無制限
データベース		PubMed、Cochrane Library、医中誌 Web
検索語	P	spasticity
	I/C	neurotomy
制　　　限		原著論文、RCT だけでなく症例集積シリーズ、システマティックレビューを含む。
選 定 概 要		51 件から設定した PICO や選定基準に合致した 12 件（RCT1 件、システマティックレビュー 1 件、症例集積研究 10 件）を採用した。

文献

1) Bollens B, Gustin T, Stoquart G, Detrembleur C, Lejeune T, Deltombe T: A randomized controlled trial of selective neurotomy versus botulinum toxin for spastic equinovirus foot after stroke. *Neurorehabil Neural Repair* 27: 695‐703, 2013
2) Bollens B, Deltombe T, Detrembleur C, Gustin T, Stoquart G, Lejeune TM: Effects of selective tibial nerve neurotomy as a treatment for adults presenting with spastic equinovarus foot: a systematic review. *J Rehabil Med* 43: 277-282, 2011
3) LaMarca AL, Krenn MJ, Kelso-Trass MA, et al.: Selective Tibial Neurotomy Outcomes for Spastic Equinovarus Foot: Patient Expectations and Functional Assessment. *Neurosurgery* 93: 1026-1035, 2023
4) Dauleac C, Luaute J, Rode G, Afif A, Sindou M, Mertens P: Evaluation of Selective Tibial Neurotomy for the Spastic Foot Treatment Using a Personal Goal-Centered Approach: A 1-Year Cohort Study. *Neurosurgery* 92: 862-869, 2023
5) Oda K, Morishita T, Yatsugi A, et al.: Pain Relief Following Selective Tibial Neurotomy for Spastic Equinus Foot Secondary to Stroke and Traumatic Brain Injury. World *Neurosurgery* 166: e583-e589, 2023
6) Le Bocq C, Rousseaux M, Buisset N, Daveluy W, Blond S, Allart E.: Effects of tibial nerve neurotomy on posture and gait in stroke patients: A focus on patient-perceived benefits in daily life. *J Neurol Sci* 366: 158-163, 2016
7) Khalil N, Chauvière C, Le Chapelain L, et al.: Plantar pressure displacement after anesthetic motor block and tibial nerve neurotomy in spastic equinovarus foot. *J Rehabil Res Dev* 53: 219-228, 2016
8) Buffenoir K, Decq P, Hamel O, Lambertz D, Perot C: Long-term neuromechanical results of selective tibial neurotomy in patients with spastic equinus foot. *Acta Neurochir (Wien)* 155: 1731-1743, 2013
9) Bollens B, Deltombe T, Detrembleur C, Gustin T, Stoquart G, Lejeune TM: Effects of selective tibial nerve neurotomy as a treatment for adults presenting with spastic equinovarus foot: a systematic review. *J Rehabil Med* 43: 277-282, 2011
10) Deltombe T, Detrembleur C, Hanson P, Gustin T: Selective tibial neurotomy in the treatment of spastic equinovarus foot: a 2-year follow-up of three cases. *Am J Phys Med Rehabil* 85: 82-88, 2006
11) Deltombe T, Bleyenheuft C, Gustin T: Comparison between tibial nerve block with anaesthetics and neurotomy in hemiplegic adults with spastic equinovarus foot. *Ann Phys Rehabil Med* 58: 54-59, 2015

12) Buffenoir K, Decq P, Lefaucheur JP: Interest of peripheral anesthetic blocks as a diagnosis and prognosis tool in patients with spastic equinus foot: a clinical and electrophysiological study of the effects of block of nerve branches to the triceps surae muscle. *Clin Neurophysiol* 116: 1596-1600, 2005

略 語

MAS (modified Ashworth scale): 修正Ashworth評点、ICF (international classification of functioning, disability and health): 国際生活機能分類

Question 3
小児痙直型脳性麻痺の下肢痙縮に対して選択的後根切断術は有効か？

回答
● 選択的後根切断術（SDR）は小児痙直型脳性麻痺の下肢痙縮に対して有効な可能性がある。

付帯事項
● なし

解説

　選択的後根切除術（SDR）は下肢痙縮の治療として1980年代にPeacockらにより改良され臨床に導入された。術後のリハビリテーションの必要性は初期から指摘され多数の研究でコンセンサスがある。

　1997年と1998年の間に3つの小規模なRCTが行われ、合計90名の患児が理学療法併用下にSDRを実施した群と理学療法のみ実施した群で比較された[1-3]。3つの研究を使用したメタ解析では、術後9か月から2年後の評価でSDR群が理学療法のみ群と比べて有意な粗大運動能力尺度（GMFM）の改善を認めた（平均4％の改善、p=0.008）[4]。またこれらの研究ではQOLの評価はなされなかった。10歳以上の脳性麻痺患者では、非手術患者や整形外科的手術患者に比べSDRを受けた患者で、運動機能が悪化したという報告があり、高年齢の小児に対する手術にはより慎重な術前検討が必要である。

　SDRを受けた粗大運動能力分類システム（GMFCS）レベルIIおよびIIIの小児137症例を2年間追跡した観察研究では、GMFM-66の改善とQOLの改善が報告された。GMFMは1年ごとに3.2点改善し、術前のGMFCS level II群はIII群より改善が大きかった。そのうち15症例で創部感染、足腰のしびれがあったが、重篤な合併症はなかったと報告された。脳性麻痺QOL質問票で評価された痛みを含むQOLに、一貫した経時的改善がみられた。GMFCSレベルIIおよびIIIの重症度の小児におけるSDRの効果は、先行するRCTの結果と一致し、カナダで行われた大規模追跡研究の小児の自然歴を上回った[5]。現在のところ、長期的な有効性に関する質の高いエビデンスはない[6]。

文献検索の概要

対 象 期 間		無制限
データベース		PubMed、Cochrane Library、医中誌 Web
検 索 語	P	children with spastic cerebral palsy
	I/C	selective dorsal rhizotomy
制 限		原著論文、RCT だけでなく症例シリーズ、総説、メタ解析も含む。
選 定 概 要		16 件から設定した PICO や選定基準に合致した 6 件（RCT3 件、症例シリーズ 1 件、総説 1 件、メタ解析 1 件）を採用した。

文 献

1) Steinbok P, Reiner AM, Beauchamp R, et al.: A randomized clinical trial to compare selective posterior rhizotomy plus physiotherapy with physiotherapy alone in children with spastic diplegic cerebral palsy. *Dev Med Child Neuro* 39: 178-184, 1997
2) Wright FV, Sheil EM, Drake JM, et al.: Evaluation of selective dorsal rhizotomy for the reduction of spasticity in cerebral palsy: a randomized controlled trial. *Med Child Neurol* 40: 239-47, 1998
3) McLaughlin JF, Bjornson KF, Astley SJ, et al.: Selective dorsal rhizotomy: efficacy and safety in an investigator-masked randomized clinical trial. *Med Child Neurol* 40: 220-32, 1998
4) McLaughlin JF, Bjornson KF, Nancy T: Selective dorsal rhizotomy: meta-analysis of three randomized controlled trials. *Dev Med Child Neurol* 44: 17-25, 2002
5) Summers J, Coker B, Eddy S, et al.: Selective dorsal rhizotomy in ambulant children with cerebral palsy: an observational cohort study. *Lancet Child Adolesc Health* 3: 455-462, 2019
6) Tedroff K, Hägglund G, Miller F: Long-term effects of selective dorsal rhizotomy in children with cerebral palsy: a systematic review. *Dev Med Child Neurol* 62: 554-562, 2020

略 語

GMFM (gross motor function measure): 粗大運動能力尺度、GMFCS (gross motor function classification system): 粗大運動能力分類システム

トピック6 定位脳手術の合併症

▶総論

　合併症という用語には、「①ある病気が原因となって起こる別の病気」「②手術や検査などによって起こる病気」の2つの意味がある。この2つを区別して、②の方は「併発症」や「手術併発症」「検査併発症」という用語を使って意味を明確にすることが、国立国語研究所から提案された。しかし、最近の多くのガイドラインでは「併発症」よりも「合併症」という用語が使用され続けており、文献上も「合併症」のほうが多用されていることを鑑み、本章では合併症という用語に統一して使用することとした。

　定位脳手術は、頭蓋内にリードまたは凝固針を挿入し、医療機器を体内に植え込むことから様々な合併症が起こりえる。本章では、DBSならびにラジオ波（radiofrequency; RF）凝固術の合併症について、論文報告されているものをまとめ、予防・対処方法について言及する。手術手技に関連した合併症として、次のものが挙げられ、それぞれQuestionを作成した。

1) 頭蓋内出血
2) 感染
3) リードの断線・位置ずれ、IPGの位置ずれ、Twiddler's症候群
4) 空気塞栓、静脈性梗塞、急性症候性発作
5) リード周囲の脳浮腫・嚢胞

　頭蓋内出血や静脈性梗塞等では、重大な神経症状の後遺症を来す可能性がある。DBSでは機器を体内に植え込むため、感染については十分な対策が必要である。また、リード・延長コード・IPGに関連した合併症対策も必要である。リード周囲の脳浮腫・嚢胞に関しては前回のガイドラインより記載がされるようになった。論文報告が多数あり、対処方法を知っておく必要がある。手術前の患者説明や合併症予防・出現した場合の対応策に関する論文として、下記参考文献がある[1,2]。

文献

1) 深谷親, 山本隆充: 合併症のシステマティックレビュー　−適切なInformed Consentのために− 定位・機能的脳神経外科手術. *脳神経外科* 42: 751-768, 2014
2) 旭雄士:【定位・機能神経外科の基礎と臨床】定位・機能神経外科手術の合併症とその対策. *脳神経外科* 49: 873-881, 2021

Question 1
定位脳手術における出血性合併症の頻度とリスク因子・低減のための対策は？

回答

● 術前に脳室や脳溝、血管を避けた経路を計画し、穿刺することが望ましい。高血圧の既往や高齢者では、出血性合併症に注意する必要がある。微小電極記録の有無および電極の穿刺本数と出血性合併症の関連性は、一定していないものの、穿刺本数は少ないほうが望ましいと考えられる。DBS では、留置時のみならず抜去の際にも出血性合併症が生じる可能性があることに留意する。破壊術では、破壊巣の数が多いほど、出血性合併症を生じる危険性が高くなることに留意する。

付帯事項

● なし

解説

　定位脳手術による頭蓋内出血性合併症には、穿刺経路に沿った出血、硬膜下血腫、破壊手術における破壊巣での出血、静脈性梗塞を原因とする遅発性脳出血などがある。また、電極留置手術のみならず頭蓋内電極の抜去などに際しても出血する可能性がある。いずれも神経学的後遺障害の原因となり得るため術前に十分に説明しておく必要がある。

・頻度

　パーキンソン病を対象に STN-DBS または GPi-DBS を施行した 44 報告 2327 症例のメタ解析では頭蓋内出血の頻度は 3.1%であった[1]。ラジオ波（RF）凝固術を施行した 558 症例の報告では頭蓋内出血は 37 症例（5.1%）で、そのうち症候性は 8 症例（1.1%）であった[2]。2014 年に報告されたシステマティックレビューでは、DBS 手術での出血率は 4.6%、破壊手術では 3.7%であり、永続的な神経学的脱落症状が残ったのはそれぞれ 1.0%、1.2%であった[3]。

　DBS 手術後の慢性硬膜下血腫の報告は多くはなく、STN-DBS を施行したパーキンソン病 180 症例の報告では 1 例（0.6%）であった[4]。DBS 電極の抜去時における頭蓋内出血を検討した報告では、全 78 電極の抜去手術のうち 10 電極（12.8%）で頭蓋内出血を来たしており、電極留置時の出血率より高率であることが示唆される。この報告では頭蓋内出血を来たした 10 電極のうち 6 電極は脳表面、4 電極は脳深部の出血でいずれも無症候であった[5]。

・危険因子

これまでに以下のものが危険因子として検討されている。

麻酔方法：14報告1523症例のパーキンソン病に対するDBS手術で全身麻酔と局所麻酔で治療効果や合併症の違いをメタ解析した報告では、両法において頭蓋内出血の頻度に違いはなかった[6]。

高血圧：DBS手術または破壊手術を受けたパーキンソン病644症例の検討では24症例（3.7%）で頭蓋内出血を認め、高血圧が有意なリスク因子であった[7]。また、DBS手術を受けた501症例を後方視的に検討した別の報告では、15症例（3.0%）で周術期に頭蓋内出血の合併を認め、統計学的有意差こそなかったものの高血圧の既往が関連する傾向があった[8]。

年齢：DBS手術を受けた75歳以上179症例と75歳未満の682症例の頭蓋内出血の合併率を比較した検討ではそれぞれ6.1%、3.1%と75歳以上の群で多い傾向があったが統計学的な有意差はなかった[9]。

微小電極記録：DBS手術の際に同時に刺入する微小電極の数が2本と5本の場合で頭蓋内出血の発生率を比較検討した報告では、前者で0%であったのに対して後者では8.5%と有意に高かった[10]。また、有意差こそないが微小電極刺入数が多いと出血率が高くなる傾向を示すとする報告もある[7]。一方で確かな傾向はないとする報告もあり一定の見解は得られていない[3,11]。

抗血栓薬：単施設でのDBS手術45症例で既往症のため抗血小板薬または抗凝固薬を慢性使用しており周術期のみ休薬やヘパリン置換を行った34症例と、まったく抗血栓薬を使用していなかった群では、周術期の頭蓋内出血はそれぞれ2例（5.9%）、15例（3.5%）と有意差はなかった。また、両群ともに術後1年間の経過観察で頭蓋内出血を来たした症例はなかった[12]。

破壊術での破壊巣数：2012年から2019年の間でRF凝固術を施行した単施設での558症例の検討では、頭蓋内出血は37症例（5.1%）に認め、破壊巣数、高血圧が有意な危険因子であった[2]。

・対策

術前にMRI画像で刺入経路を決定した623症例と、ターゲット部位のみ決定し経路を事前に確認しなかった396症例の比較研究では出血率に有意差があり、事前の刺入経路の計画が有用と考えられる[13]。また、高血圧を有する症例では頭蓋内出血の危険性が高くなることが報告されており、術前から十分に補正しておくことが望ましい[7,8]。

文献検索の概要

対象期間		2010年〜2023年
データベース		PubMed
検索語	P	設定なし
	I/C	DBS、thalamotomy、pallidotomy、intracranial hemorrhage
制限		原著論文、総説、システマティックレビュー
選定概要		63件から設定したPICOや選定基準に合致した13件を採用した。

文献

1) Lachenmayer ML, Mürset M, Antih N, et al.: Subthalamic and pallidal deep brain stimulation for Parkinson's disease-meta-analysis of outcomes. *NPJ Parkinsons Dis* 7: 77, 2021
2) Horisawa S, Fukui A, Nonaka T, Kawamata T, Taira T: Radiofrequency Ablation for Movement Disorders: Risk Factors for Intracerebral Hemorrhage, a Retrospective Analysis. *Oper Neurosurg (Hagerstown)* 21: 143-149, 2021
3) 深谷 親, 山本 隆充: 合併症のシステマティックレビュー ―適切なInformed Consentのためにー (13) 定位・機能的脳神経外科手術. *脳神経外科* 42: 751-768, 2014
4) Umemura A, Oka Y, Yamamoto K, Okita K, Matsukawa N, Yamada K: Complications of subthalamic nucleus stimulation in Parkinson's disease. *Neurol Med Chir (Tokyo)* 51: 749-755, 2011
5) Liu JK, Soliman H, Machado A, Deogaonkar M, Rezai AR: Intracranial hemorrhage after removal of deep brain stimulation electrodes. *J Neurosurg* 116: 525-528, 2012
6) Liu Z, He S, Li L: General Anesthesia versus Local Anesthesia for Deep Brain Stimulation in Parkinson's Disease: A Meta-Analysis. *Stereotact Funct Neurosurg* 97: 381-390, 2019
7) Xiaowu H, Xiufeng J, Xiaoping Z, et al.: Risks of intracranial hemorrhage in patients with Parkinson's disease receiving deep brain stimulation and ablation. *Parkinsonism Relat Disord* 16: 96-100, 2010
8) Farrokhi FR, Marsans MT, Sikora M, et al.: Pre-operative smoking history increases risk of infection in deep brain stimulation surgery. *J Clin Neurosci* 69: 88-92, 2019
9) Wakim AA, Mattar JB, Lambert M, Ponce FA: Perioperative complications of deep brain stimulation among patients with advanced age: a single-institution retrospective analysis. *J Neurosurg* 12: 1-8, 2021
10) Park JH, Chung SJ, Lee CS, Jeon SR: Analysis of hemorrhagic risk factors during deep brain stimulation surgery for movement disorders: comparison of the circumferential paired and multiple electrode insertion methods. *Acta Neurochir (Wien)* 153: 1573-1578, 2011
11) Boviatsis EJ, Stavrinou LC, Themistocleous M, Kouyialis AT, Sakas DE: Surgical and hardware complications of deep brain stimulation. A seven-year experience and review of the literature. *Acta Neurochir (Wien)* 152: 2053-2062, 2010
12) Runge J, Cassini Ascencao L, Blahak C, et al.: Deep brain stimulation in patients on chronic antiplatelet or anticoagulation treatment. *Acta Neurochir (Wien)* 163: 2825-2831, 2021
13) Wang X, Li N, Li J, et al.: Optimized Deep Brain Stimulation Surgery to Avoid Vascular Damage: A Single-Center Retrospective Analysis of Path Planning for Various Deep Targets by MRI Image Fusion. *Brain Sci* 12: 967, 2022

略語

RF (radiofrequency): ラジオ波／高周波

Question 2
DBSに関する手術部位感染症を防ぐにはどのように対応すべきか？

回答

● DBS に関する手術部位感染の予防策について、以下の項目がある。
「他の感染症がある場合は延期、血糖コントロール、術前禁煙、鼻腔培養による MRSA スクリーニングと治療、術前夜または当日朝のシャワー浴、アルコール含有消毒薬による術野消毒、予防的抗菌薬の適正使用、手術室の入室人数制限、二重手袋の着用、デバイスは挿入の直前に開封、手術時間の短縮、除毛しないかクリッパーを用いて術野を除毛、正常体温の維持、術中・周術期の高濃度酸素投与、閉創前洗浄」

付帯事項

● なし

解説

　渉猟し得る限り、破壊術に関する報告は見当たらなかった。本項目は全て DBS に関する記載である。DBS 術後に手術部位感染（SSI）が発生すると、デバイス抜去に至るケースが多い[1]。抗菌薬による治療や、デバイスの再植え込みに掛かる金銭的なコストは患者一人あたり$75,000 と報告されている[2]。また DBS の恩恵を受けた患者からデバイスを抜去すると、身体的・精神的な影響が大きい。従って SSI を予防することは重要な課題である。

　米国疾病対策予防センター（CDC）の SSI のガイドラインでは、SSI を次のように定義している[3]。多くの文献でこの定義が採用されており本項目でもこれに従った。人工物を埋め込む場合は術後 1 年以内に手術に関連して感染が起こり、次のうちの少なくとも 1 つが認められる場合に SSI とした。①手術部位からの排膿がみられた場合。②切開創が自然に離開したか、切開創の培養は陰性であっても、38℃以上の発熱、限局した疼痛、圧痛などの感染の症状や徴候が少なくとも 1 つあり、外科医が創を意図的に開放した場合。③切開創の膿瘍やほかの感染の証拠が、直接的あるいは再手術や病理組織学、放射線医学検査で発見された場合。④主治医が SSI と診断した場合。

・発生率

　2021 年と 2023 年に報告されたシステマティックレビューより[4,5]、それぞれ 12,258 人を対象とした 66 論文、11,289 人を対象とした 58 論文から、SSI 発生率は 5.0％、4.9％と報告されている。適応疾患ごとの SSI 発生率については、パーキンソン病（3.3％）、本態性振戦（2.9％）などは低い発生率であるが、トゥレット症候群（5.9％）、強迫性障害（4.5％）、てんかん（9.5％）などの比

較的新しい適応疾患について発生率が高く報告されている[4]。精神疾患では創部の清潔が保たれにくく、手術手技が未熟、新しい適応であるため医療従事者に注目され、SSIが発見されやすいことに起因していると考えられる[4]。

・発生時期

多くの論文で術後3か月以内の比較的早期と1年以内の後発のSSIが報告されている。発生率は術後3か月以内で5.0％、後発で5.0％であった[4]。早期のSSIは周術期の感染と考えられ、後発のSSIは皮膚のびらんに起因している可能性がある[6]。

・発生部位

IPG植え込み部に多かったと報告されている[6,7]。

・起因菌

Staphylococcus aureusが多く報告されている（メチシリン感受性黄色ブドウ球菌［MSSA］：44.2％、メチシリン耐性黄色ブドウ球菌［MRSA］：9.8％）[5,8,9]。次にコアグラーゼ陰性ブドウ球菌（21.5％）、Propionibacterium acnes（3.1％）、Staphylococcus epidermidis（1.2％）などの表皮常在菌が多い[5]。Peudomonas aeruginosa（5.5％）、培養陰性（4.3％）の報告もあり、培養前に抗菌薬を使用した可能性が考えられた。Staphylococcus aureusが起因菌の場合、SSI発症が早く、膿が形成されやすく、デバイス抜去となるケースが多い[1]。

・予防

DBSに対するSSIの予防策として様々な対策が報告されている。多くはCDCや世界保健機関（WHO）のSSIガイドラインで実施を勧められているものである。これらの報告の多くは、他のガイドラインで勧められた予防策が実施された前提で介入・観察研究が行われていることが多い。国際ニューロモデュレーション学会のニューロモデュレーション適正化委員会（NACC）による勧告が2016年に報告されており参考になるが、SCSの報告である。「他の感染症がある場合は延期（NACC: II-2 B）、周術期の血糖コントロール（CDC: IA、WHO: Conditional、NACC: II-2 B）、手術室への入室人数制限（NACC: II-3 B）、二重手袋の着用（NACC: II-3 B）、術前消毒にアルコール含有消毒薬を使用（CDC: IA、WHO: Strong）、デバイスは挿入する直前に開封、手術時間の短縮（NACC: II-2 B）、手術部位の除毛は行わないか、除毛する場合はクリッパーを使用（WHO: Strong、NACC: I-A）、正常体温の維持（CDC: IA、WHO: Conditional）、術中および周術期の高濃度酸素投与（CDC: IA、WHO: Strong）[10-12]。」

1. 喫煙者（16％）は、非喫煙者（5％）と比較して有意にSSI発生率が高かった[4,13]。一方で関連が無かったとする報告もある[1,14]。SSIに限らず周術期合併症予防の観点からも、術前禁煙は勧められる。
2. 術前に鼻腔培養によるMRSAスクリーニングを実施し、MRSA陽性であった場合に2％ムピロシン軟膏を塗布し治療することで、SSIの発生率が10.9％から1.6％に低減したと報告している[9]。WHOのガイドラインでは、一般的な外科手術全般において、Staphylococcus

aureus（MSSA および MRSA）の保菌者に対して 2％ムピロシン軟膏で治療を検討することを提案している（WHO: Conditional）[11]。

3 術前夜または当日朝にシャワー浴を行うことは WHO のガイドラインで条件付き推奨である[11]。70％エタノール含有消毒薬を患者自身が塗布し、SSI 発生率が 9.0％から 0.0％に低減できた[15]。WHO のガイドラインでは SSI 減少を目的としたクロルヘキシジン浴はエビデンスが限られているとしている[11]。いずれの消毒薬も刺激性・粘膜毒性があり、全ての施設で患者任せに使用はできないが比較的簡便な方法であり考慮できる。

4 アルコール含有消毒薬による術前消毒は多数の論文で用いている[8,16-19]。CDC、WHO のガイドラインでも推奨されている（CDC: IA、WHO: Strong）[10,11]。速乾性で適応菌種も広く有用だが、引火性があり電気メスを使用する際は十分乾燥していることを確認する必要がある。WHO のガイドラインでは可能ならばクロルヘキシジンアルコールの使用が推奨されているが粘膜毒性に注意を要する。

5 予防的抗菌薬は、皮膚切開前にセファゾリンまたはアレルギーがある場合はクリンダマイシンを投与している報告が多い[5,17,20,21]。WHO のガイドラインでは皮膚切開前 120 分以内の投与を推奨している。さらに詳細に何分前までに投与すべきかについては未解明としており、抗菌薬の半減期を考慮して投与するべきとしている（WHO: Strong）[11]。術中は血中濃度を維持し、術後は単回もしくは 24 時間程度継続する。MRSA 保菌者の場合はバンコマイシン（VCM）を用いることも考慮される[8]。「術後感染予防抗菌薬適正使用のための実践ガイドライン（追補版）」の頭蓋内脊髄電極留置術の抗菌薬使用について、術後 48 時間以内の抗菌薬投与を推奨している（C1-III）[22]。これ以上の漫然とした継続は薬剤耐性菌の発生を招く可能性がある。

6 VCM 粉末の創傷内投与について、整形外科領域で有用性が示されていることから、DBS へ用いた報告が散見される[4,18,20]。VCM 粉末が有効であったという報告も、有意差は無かったという報告もある。有効であったとする報告ではコントロール群の SSI 発生率が 8.5〜9.7％と高いことに注意を要する[20]。本邦で保険適応はない。VCM 粉末を使用した後にレッドマン症候群を発症した報告もある[23]。現状では SSI のハイリスクな症例に限り使用を考慮すべきである。

7 閉創前の洗浄は術野に付着した菌量を減らす効果が期待され、多くの論文で用いている[7,19,20]。抗菌薬含有生理食塩水や、単に生理食塩水による機械的洗浄も一定の効果が期待できる。WHO のガイドラインでは希釈したポビドンヨード含有生理食塩水を用いることを、エビデンスの質が低いことから条件付きで推奨している[11]。In vitro の研究で殺菌効果を発揮する遊離ヨードの濃度が高くなる 40〜50 倍に希釈することで、高い殺菌効果と組織障害性を低減できるとしている[24]。本邦では 10％ポビドンヨード水溶液は創傷部位の消毒として適応があり、安価である。ヨードアレルギーの既往に注意し使用を考慮できる。

8 DBS 後の IPG 植え込み時期について別日に行う 2 期的植え込みでは、外部刺激装置の装着や記録など体外リードの有無を明記していない報告もあるが、SSI 発生率が増加したものは無かった[6,7,9,14,16]。SSI の観点からは 2 期的 IPG 植え込みは許容される。

9 IPG 交換の回数が増えると SSI の発生率が増加するという報告がある[25]。一方で関連がな

いという報告も散見される[8,14,26]。個々の手術のSSI発生率について必ずしも増加するとは言えないが累積リスクは増加する。若年者や家族の協力が得られる場合は、手術回数を減らすために充電式IPGの使用も考慮される。

・治療

　DBSリードの温存を最重要として治療方針を決めている報告が多い。SSI発生後、まず抗菌薬の投与が試みられることが多い。デバイスが温存できるケースは5〜38％程度と低い[1,21,25]。IPG部や後頚部の延長ケーブルコネクター部にSSIが発生した場合、これらの抜去で様子をみることが多い[26,27]。延長ケーブル抜去後、DBSリードの末端に抗菌薬含有シャントチューブをキャップとして用い、DBSリードが温存出来たという報告がある[21]。本邦で保険適応はなく、コストの問題がある。

　デバイス抜去後に抗菌薬の投与を行うが、その期間については3週から12週程度と報告されている[6,20,27]。SSIが治癒した場合は6週〜6か月程度で再植え込みが行われている[6,16]。

文献検索の概要

対象期間		2010年〜2023年
データベース		PubMed
検索語	P	設定なし
	I/C	pallidotomy、thalamotomy、deep brain stimulation、surgical wound infection
制限		原著論文、総説、システマティックレビュー、ガイドライン
選定概要		56件から設定したPICOや選定基準に合致した27件を採用した。

文献

1) Bjerknes S, Skogseid IM, Saehle T, Dietrichs E, Toft M: Surgical site infections after deep brain stimulation surgery: frequency, characteristics and management in a 10-year period. *PLoS One* 9: e105288, 2014
2) Chen T, Mirzadeh Z, Lambert M, et al.: Cost of Deep Brain Stimulation Infection Resulting in Explantation. *Stereotact Funct Neurosurg* 95: 117-124, 2017
3) Mangram AJ, Horan TC, Pearson ML, Silver LC, Jarvis WR: Guideline for Prevention of Surgical Site Infection, 1999. Centers for Disease Control and Prevention (CDC) Hospital Infection Control Practices Advisory Committee. *Am J Infect Control* 27: 97-132; quiz 133-134; discussion 196, 1999
4) Kantzanou M, Korfias S, Panourias I, Sakas DE, Karalexi MA: Deep Brain Stimulation-Related Surgical Site Infections: A Systematic Review and Meta-Analysis. *Neuromodulation* 24: 197-211, 2021
5) Spindler P, Braun F, Truckenmuller P, et al.: Surgical Site Infections Associated With Implanted Pulse Generators for Deep Brain Stimulation: Meta-Analysis and Systematic Review. *Neuromodulation* 26: 280-291, 2023
6) Abode-Iyamah KO, Chiang HY, Woodroffe RW, et al.: Deep brain stimulation hardware-related infections: 10-year experience at a single institution. *J Neurosurg* 130: 629-638, 2018
7) Fenoy AJ, Simpson RK, Jr.: Management of device-related wound complications in deep brain stimulation surgery. *J Neurosurg* 116: 1324-1332, 2012
8) Frizon LA, Hogue O, Wathen C, et al.: Subsequent Pulse Generator Replacement Surgery Does Not Increase the Infection Rate in Patients With Deep Brain Stimulator Systems: A Review of 1537 Unique Implants at a Single Center. *Neuromodulation* 20: 444-449, 2017
9) Lefebvre J, Buffet-Bataillon S, Henaux PL, Riffaud L, Morandi X, Haegelen C: Staphylococcus aureus screening and decolonization reduces the risk of surgical site infections in patients undergoing deep brain stimulation surgery. *J Hosp Infect* 95: 144-147, 2017

10) Berrios-Torres SI, Umscheid CA, Bratzler DW, et al.: Centers for Disease Control and Prevention Guideline for the Prevention of Surgical Site Infection, 2017. *JAMA Surg* 152: 784-791, 2017
11) WHO Guidelines Approved by the Guidelines Review Committee: Global Guidelines for the Prevention of Surgical Site Infection. Geneva, World Health Organization, 2018
12) Deer TR, Provenzano DA, Hanes M, et al.: The Neurostimulation Appropriateness Consensus Committee (NACC) Recommendations for Infection Prevention and Management. *Neuromodulation* 20: 31-50, 2017
13) Farrokhi FR, Marsans MT, Sikora M, et al.: Pre-operative smoking history increases risk of infection in deep brain stimulation surgery. *J Clin Neurosci* 69: 88-92, 2019
14) Bouwens van der Vlis TAM, van de Veerdonk M, Ackermans L, et al.: Surgical and Hardware-Related Adverse Events of Deep Brain Stimulation: A Ten-Year Single-Center Experience. *Neuromodulation* 25: 296-304, 2022
15) Halpern CH, Mitchell GW, Paul A, et al.: Self-administered preoperative antiseptic wash to prevent postoperative infection after deep brain stimulation. *Am J Infect Control* 40: 431-433, 2012
16) Mostofi A, Baig F, Bourlogiannis F, Uberti M, Morgante F, Pereira EAC: Postoperative Externalization of Deep Brain Stimulation Leads Does Not Increase Infection Risk. *Neuromodulation* 24: 265-271, 2021
17) Buffet-Bataillon S, Haegelen C, Riffaud L, Bonnaure-Mallet M, Brassier G, Cormier M: Impact of surgical site infection surveillance in a neurosurgical unit. *J Hosp Infect* 77: 352-355, 2011
18) Kochanski RB, Nazari P, Sani S: The Utility of Vancomycin Powder in Reducing Surgical Site Infections in Deep Brain Stimulation Surgery. *Oper Neurosurg (Hagerstown)* 15: 584-588, 2018
19) Arocho-Quinones EV, Huang CC, Ward BD, Pahapill PA: Care Bundle Approach to Minimizing Infection Rates after Neurosurgical Implants for Neuromodulation: A Single-Surgeon Experience. *World Neurosurg* 128: e87-e97, 2019
20) Kondapavulur S, Burke JF, Volz M, Wang DD, Starr PA: Use of Topical Vancomycin Powder to Reduce Surgical Site Infections after Deep Brain Stimulation Surgery: UCSF Experience and Meta-Analysis. *Stereotact Funct Neurosurg* 100: 130-139, 2022
21) Levi V, Messina G, Franzini A, et al.: Antibiotic Impregnated Catheter Coating Technique for Deep Brain Stimulation Hardware Infection: An Effective Method to Avoid Intracranial Lead Removal. *Oper Neurosurg (Hagerstown)* 18: 246-253, 2020
22) 竹末 芳, 井川 房, 岸本 裕, 他: 術後感染予防抗菌薬適正使用のための実践ガイドライン(追補版). *日本外科感染症学会雑誌* 17: 154-165, 2020
23) Nagahama Y, VanBeek MJ, Greenlee JDW: Red man syndrome caused by vancomycin powder. *J Clin Neurosci* 50: 149-150, 2018
24) Cheng MT, Chang MC, Wang ST, Yu WK, Liu CL, Chen TH: Efficacy of dilute betadine solution irrigation in the prevention of postoperative infection of spinal surgery. *Spine (Phila Pa 1976)* 30: 1689-1693, 2005
25) Fytagoridis A, Heard T, Samuelsson J, et al.: Surgical Replacement of Implantable Pulse Generators in Deep Brain Stimulation: Adverse Events and Risk Factors in a Multicenter Cohort. *Stereotact Funct Neurosurg* 94: 235-239, 2016
26) Helmers AK, Lubbing I, Birkenfeld F, et al.: Complications of Impulse Generator Exchange Surgery for Deep Brain Stimulation: A Single-Center, Retrospective Study. *World Neurosurg* 113: e108-e112, 2018
27) Fily F, Haegelen C, Tattevin P, et al.: Deep brain stimulation hardware-related infections: a report of 12 cases and review of the literature. *Clin Infect Dis* 52: 1020-1023, 2011

略 語

SSI (surgical site infection): 手術部位感染、CDC (Centers for Disease Control and Prevention): 米国疾病対策予防センター、MSSA (methicillin-sensitive staphylococcus aureus): メチシリン感受性黄色ブドウ球菌、MRSA (methicillin-resistant staphylococcus aureus): メチシリン耐性黄色ブドウ球菌、WHO (World Health Organization): 世界保健機関、NACC (Neuromodulation Appropriateness Consensus Committee): ニューロモデュレーション適正化委員会、VCM (vancomycin): バンコマイシン

Question 3
DBS機器にまつわる合併症を防ぐにはどうすればよいか？

回答

- リード、延長コードの断線を減らすためには、リードと延長コードの接続部を頚部ではなく頭蓋骨上に留置することが望ましい。
- リードの位置ずれや迷入、断線、IPGの位置ずれ、Twiddler's症候群は手術手技に起因することが多い。よって常にこれらの発生を想定し、予防策を講じた手術を行うことが望ましい。

付帯事項

- なし

解説

　DBS機器に関連する合併症には、頭蓋内電極（リード）の位置ずれ、迷入、リード・延長コードの断線、脳深部刺激装置の故障・停止、リード・延長コード・刺激装置埋没部の皮層潰瘍や疼痛、IPGの位置ずれ、Twiddler's症候群（TS）などが様々な頻度で報告されている[1-5]。中でも最も多く報告されているのがリードまたは延長コードの断線とリードの位置ずれで、前者は3.0%、後者は2.4%ほどの発生率である[1,5,6]。これらは本態性振戦やジストニア、トゥレット症候群の患者で発生が多い[3,5,7]。

　リードの断線は、リードと延長コードの接続部を頚部のルーズな皮下層にもってくるよりも、頭蓋骨上にしっかりと固定したほうが発生頻度が低くなると指摘されている[8,9]。その際、骨表面を削るもしくは接続部を骨表面の凹部に添わせて置くことにより、リードが断線することを防ぐのみならず頭皮の潰瘍の発生も予防することもできるという報告がある[10]。

　リードの位置ずれは、電極を留置する際に、誤って意図した標的から1～2mm程度外れて留置してしまうことである[10]。手術中の脳脊髄液の流出、頭蓋内への空気流入、または手術中に生じた浮腫による脳シフトの結果として生じる場合がある[10]。さらに、電極の固定が不完全であったり、術中に遠位側リードを過度に引っ張りすぎるなどの煩雑な手術操作も原因となるという報告がある[3]。リードの迷入とは術直後は正しい位置にリードを留置していたのにもかかわらず、その後何らかの理由で標的から外れてしまうことである。迷入の原因は十分解明されていないが、潜在性の脳出血や頭を激しく振るなどの行動が原因となったという報告がある[10]。

　IPGの位置ずれは痩せた患者に多く発生しやすい。皮下ポケットをIPGのサイズより大きく作

りすぎないようにすることや、IPG を皮下ポケット内へ固定することが重要である。尚、皮下ポケット内へ固定する際は非吸収糸の使用が位置ずれを予防する上で有効であったという報告がある [2,11]。

　Twiddler's 症候群は、延長コードの捻れによる断線、リードの位置ずれなどが発生し、刺激効果の減弱、不快感や締め付け感などの刺激による副作用の出現、装置の埋め込み部位（胸部、首、または後頭部など）での痛みなどが生じるものである。発生率は 1.4％ と報告されている [2]。TS は女性、高齢者、肥満体型の人に発生しやすい [12]。また、患者が術後に胸部の IPG やリードの収まり具合を気にして何度も創部を触ってしてしまうことも TS 発生のリスクとなりうる [2]。術後に上記症状が現れた場合はインピーダンスの確認、レントゲン検査によるリードや IPG の位置や形態の確認をすることが望ましい [2]。TS の発生を予防するためには、皮下ポケットを IPG の寸法に合わせて作成すること、IPG を筋膜下もしくはさらに深い層に埋設すること、非吸収糸を用いた二重アンカーで IPG を皮下ポケット内に固定すること、遠位の回転力が近位に伝わりにくくするためにリードと延長コードとの接続部を頚部の軟部組織内ではなく頭蓋骨上に留置すること、患者自身が皮下の延長コードを気にして何度も創部を触ってしまうことを防ぐために、延長コードは筋膜上などの深い層を通すこと等が報告されている [2,13]。

文献検索の概要

対 象 期 間		2010 年〜2022 年
データベース		PubMed
検索語	P	設定なし
	I/C	DBS、hardware related complication、disconnect、Twiddler、allergy、migration、erosion
制　　　限		原著論文、RCT、観察研究、症例シリーズ、総説、メタ解析を採用した。
選 定 概 要		21 件から設定した PICO や選定基準に合致した 13 件を採用した。

文　献

1) 深谷親, 山本隆充: 合併症のシステマティックレビュー －適切な Informed Consent のために－. 脳神経外科 42: 751-768, 2014
2) Liu X, Xu Y, Bergman H, Li S, Wang W: A systematic review of Twiddler's syndrome: a hardware-related complication of deep brain stimulation. *Neurosurg Rev* 45: 951-963, 2022
3) Morishita T, Hilliard JD, Okun MS, et al: Postoperative lead migration in deep brain stimulation surgery: Incidence, risk factors, and clinical impact. *PLoS One* 12: e0183711, 2017
4) Bullard AJ, Hutchison BC, Lee J, Chestek CA, Patil PG: Estimating Risk for Future Intracranial, Fully Implanted, Modular Neuroprosthetic Systems: A Systematic Review of Hardware Complications in Clinical Deep Brain Stimulation and Experimental Human Intracortical Arrays. *Neuromodulation* 23: 411-426, 2020
5) Jitkritsadakul O, Bhidayasiri R, Kalia SK, Hodaie M, Lozano AM, Fasano A: Systematic review of hardware-related complications of Deep Brain Stimulation: Do new indications pose an increased risk? *Brain Stimul* 10: 967-976, 2017
6) Baizabal Carvallo JF, Mostile G, Almaguer M, Davidson A, Simpson R, Jankovic J: Deep brain stimulation hardware complications in patients with movement disorders: risk factors and clinical correlations. *Stereotact Funct Neurosurg* 90: 300-306, 2012
7) Yianni J, Nandi D, Shad A, Bain P, Gregory R, Aziz T: Increased risk of lead fracture and migration in dystonia compared with other movement disorders following deep brain stimulation. *J Clin Neurosci* 11: 243-245, 2004

8) Allert N, Markou M, Miskiewicz AA, Nolden L, Karbe H: Electrode dysfunctions in patients with deep brain stimulation: a clinical retrospective study. *Acta Neurochir (Wien)* 153: 2343-2349, 2011
9) Panov F, Gologorsky Y, Connors G, Tagliati M, Miravite J, Alterman RL: Deep brain stimulation in DYT1 dystonia: a 10-year experience. *Neurosurgery* 73: 86-93; discussion 93, 2013
10) Baizabal Carvallo JF, Simpson R, Jankovic J: Diagnosis and treatment of complications related to deep brain stimulation hardware. *Mov Disord* 26: 1398-1406, 2011
11) Silva PA, Chamadoira C, Costa H, Linhares P, Rosas MJ, Vaz R: Twiddler (or Not) Syndrome: Questioning etiology for an uncommon form of hardware malfunction in deep brain stimulation. *Surg Neurol Int* 5: S410-S412, 2014
12) Molle ZK, Slotty P, Vesper J: Surgical management of "Twiddler syndrome" in patients with deep brain stimulation: a technical note and review of the literature. *Acta Neurochir (Wien)* 164: 1183-1186, 2022
13) Menghetti C, Zekaj E, Saleh C, Porta M, Servello D: How to avoid Twiddler's syndrome in deep brain stimulation for dystonia? *Neuromodulation* 17: 198-199, 2014

Question 4
定位脳手術における空気塞栓・静脈梗塞・急性症候性発作にどのように対応すれば良いか？

回答

- 空気塞栓を防ぐためには、手順ごとの速やかな静脈閉鎖が重要である。頭部挙上20度程度でも起こりうるとされ、頭部挙上を行わない体位を推奨する報告もある。
- 静脈梗塞を防ぐためには、術前に造影MRI/CTで皮質静脈や硬膜内静脈の位置を確認し、穿頭部位は正中より3cm以上外側に配置することを心がける。
- 急性症候性発作を防ぐためには、出血等による脳組織障害を最小限とするように心がけ、60歳以上の高齢者及び脳室を経由する穿刺経路については注意する。

付帯事項

- なし

解説

合併症として上記を把握し、術前に患者・家族に説明しておく必要がある。

・空気塞栓

術中に静脈空気塞栓症を来す条件は、血管床が切開され、かつ血管内にガスが侵入しやすい静水圧勾配があることである。穿頭術一般に於いても板間静脈より空気が静水圧勾配により引き込まれる可能性があり、手順ごとの速やかな静脈閉鎖が重要である（皮膚切開時の静脈焼灼閉鎖、穿頭時の板間静脈骨蝋閉鎖など）。頻度は1.0～4.5%、臨床所見としては、乾いた咳嗽と喘鳴、頻脈、血圧低下、不穏、呼気二酸化炭素濃度の低下、血中酸素飽和度低下を伴う[1-3]。一般的には座位に近い頭部挙上が誘因とされるが[3]、頭部挙上20度でも起こりうる[4]。覚醒した患者の自発呼吸や、血管内脱水もリスクとされる[5]。髄液漏出や気脳症、ターゲットのシフトを避けるため、穿頭部に脳表を圧着させることを意図してやや下顎を挙上し、頭部挙上はしない体位を推奨する報告もある[6]。髄液漏出により脳のシフトが起れば、牽引された架橋静脈の破綻部位より空気が入る場合もあるとされる[5]。局所麻酔で施行している際には、乾いた咳嗽と喘鳴、頻脈、血圧低下、不穏、呼気二酸化炭素濃度の低下、血中酸素飽和度低下などの臨床症状に応じて速やかに発症を疑い、術野を生理食塩水で満たし、可能な限り頭部を下げ、創部を閉鎖する。バイタルサインによっては気管内挿管や左側臥位などの対応を要する場合がある。

・静脈性梗塞

静脈性梗塞は穿刺部の脳皮質静脈の損傷に伴う遅発性脳出血及び浮腫の様式で発症する。Question 1 の出血や Question 5 の電極周囲浮腫と表現型は重なるが、以下に述べるいくつかの特徴に基づいて鑑別が必要である[7-9]。遅発性脳出血の様式をとり、術後 24〜48 時間の時期に判明し、脳浮腫を伴う火炎状皮質下出血（flame shaped hemorrhage）が典型的な画像所見である[7]。遅発性脳出血の由来は加齢性変性による脳小血管病など他にも存在しうることには留意する[8]。頻度は 0.1-4.3%とされる[8,10-14]。術前計画の造影 MRI や手術時の目視確認で脳表の静脈を避けて穿刺経路を選ぶことで予防を心がけるべき合併症である[7]。発達した硬膜内静脈（外側静脈裂孔など）を避けるために穿頭部位は正中より 3 cm 以上外側に配置することを提案する報告もある[15]。

・急性症候性発作

急性症候性発作は、脳への侵襲に対する急性反応であり、けいれん発作、反応性発作、などとも表現され、慢性疾患としてのてんかんとは区別される。術中では 0.3〜2.3%・周術期については 0.4〜9.1%の発生頻度が報告されている[16-21]。危険因子としては、①術後の脳画像の異常所見（出血・浮腫・虚血など）、②60 歳以上の高齢、③電極の脳室通過などが挙げられている[22]。50〜74%が電極挿入に伴う脳内出血に伴ったものであったとする報告もある[16,23]。一方、画像所見や電極の通過本数との因果関係は明らかではないという報告もある[19,24]。多くは一時的な大脳皮質の刺激による症状であり、自然寛解が期待されると考えられているが、てんかんに移行するものが 0.02〜1.00%程度あるという報告もある[16,19]。発症時は対症療法を行い、画像所見並びに症状経過に応じた対応を検討する。

文献検索の概要

対象期間		2000 年〜2023 年
データベース		PubMed
検索語	P	設定なし
	I/C	DBS、thalamotomy、pallidotomy、air embolism、venous infarction、seizure epilepsy を除く
制限		原著論文、総説
選定概要		空気塞栓：9 件から設定した PICO や選定基準に合致した 6 件を採用した。 静脈性梗塞：13 件から設定した PICO や選定基準に合致した 9 件を採用した。 急性症候性発作：131 件から設定した PICO や選定基準に合致した 10 件を採用した。

文 献

1) Goodman RR, Kim B, McClelland S, et al.: Operative techniques and morbidity with subthalamic nucleus deep brain stimulation in 100 consecutive patients with advanced Parkinson's disease. *J Neurol Neurosurg Psychiatry* 77: 12-17, 2006
2) Hooper AK, Okun MS, Foote KD, et al.: Venous air embolism in deep brain stimulation. *Stereotact Funct Neurosurg* 87: 25-30, 2009
3) Chang EF, Cheng JS, Richardson RM, Lee C, Starr PA, Larson PS: Incidence and management of venous air embolisms during awake deep brain stimulation surgery in a large clinical series. *Stereotact Funct Neurosurg* 89: 76-82, 2011
4) Deogaonkar A, Avitsian R, Henderson JM, Schubert A: Venous air embolism during deep brain stimulation surgery in an awake supine patient. *Stereotact Funct Neurosurg* 83: 32-35, 2005

5) Kumar R, Goyal V, Chauhan RS: Venous air embolism during microelectrode recording in deep brain stimulation surgery in an awake supine patient. *Br J Neurosurg* 23: 446-448, 2009
6) Nazzaro JM, Lyons KE, Honea RA, et al.: Head positioning and risk of pneumocephalus, air embolism, and hemorrhage during subthalamic deep brain stimulation surgery. *Acta Neurochir (Wien)* 152: 2047-2052, 2010
7) Morishita T, Okun MS, Burdick A, Jacobson CE, Foote KD: Cerebral venous infarction: a potentially avoidable complication of deep brain stimulation surgery. *Neuromodulation* 16: 407-413, 2013
8) Park CK, Jung NY, Kim M, Chang JW: Analysis of Delayed Intracerebral Hemorrhage Associated with Deep Brain Stimulation Surgery. *World Neurosurg* 104: 537-544, 2017
9) Tian Y, Wang J, Jiang L, Feng Z, Shi X, Hao Y: The need to be alert to complications of peri-lead cerebral edema caused by deep brain stimulation implantation: A systematic literature review and meta-analysis study. *CNS Neurosci Ther* 28: 332-342, 2022
10) Umemura A, Jaggi JL, Hurtig HI, et al.: Deep brain stimulation for movement disorders: morbidity and mortality in 109 patients. *J Neurosurg* 98: 779-784, 2003
11) Chang WS, Kim HY, Kim JP, Park YS, Chung SS, Chang JW: Bilateral subthalamic deep brain stimulation using single track microelectrode recording. *Acta Neurochir (Wien)* 153: 1087-1095, 2011
12) Cui ZQ, Song HF, Zhang XF, et al.: Intracerebral Hemorrhage and Venous Infarction after Deep Brain Stimulation Lead Placement. *Chin Med J (Engl)* 131: 2232-2234, 2018
13) Sobstyl M, Aleksandrowicz M, Ząbek M, Pasterski T: Hemorrhagic complications seen on immediate intraprocedural stereotactic computed tomography imaging during deep brain stimulation implantation. *J Neurol Sci* 400: 97-103, 2019
14) Segar DJ, Tata N, Harary M, Hayes MT, Cosgrove GR: Asleep deep brain stimulation with intraoperative magnetic resonance guidance: a single-institution experience. *J Neurosurg* 136: 699-708, 2022
15) Tani N, Yaegaki T, Kishima H: A Case Report: Hemorrhagic Venous Infarction after Deep Brain Stimulation Surgery Probably Due to Coagulation of Intradural Veins. *NMC Case Rep J* 8: 315-318, 2021
16) Coley E, Farhadi R, Lewis S, Whittle IR: The incidence of seizures following Deep Brain Stimulating electrode implantation for movement disorders, pain and psychiatric conditions. *Br J Neurosurg* 23: 179-183, 2009
17) 深谷親, 山本隆充: 合併症のシステマティックレビュー 適切なInformed Consentのために 定位・機能的脳神経外科手術. *脳神経外科* 42: 751-768, 2014
18) Fenoy AJ, Simpson RK: Risks of common complications in deep brain stimulation surgery: management and avoidance. *J Neurosurg* 120: 132-139, 2014
19) Atchley TJ, Elsayed GA, Sowers B, et al.: Incidence and risk factors for seizures associated with deep brain stimulation surgery. *J Neurosurg* 135: 279-283, 2020
20) Charmley AR, Kimber T, Mahant N, Lehn A: Driving restrictions following deep brain stimulation surgery. *BMJ Neurol Open* 3: e000210, 2021
21) Erdem NS, Ozkaynak SS, Cakin H, Ucar T: Surgical-Related and Hardware-Related Adverse Effects of Deep Brain Stimulation: A Retrospective Single-Center Analysis. *Turk Neurosurg* 32: 578-586, 2022
22) Pouratian N, Reames DL, Frysinger R, Elias WJ: Comprehensive analysis of risk factors for seizures after deep brain stimulation surgery. Clinical article. *J Neurosurg* 115: 310-315, 2011
23) Wang X, Wang J, Zhao H, et al.: Clinical analysis and treatment of symptomatic intracranial hemorrhage after deep brain stimulation surgery. *Br J Neurosurg* 31: 217-222, 2017
24) Seijo F, Alvarez de Eulate Beramendi S, Santamarta Liébana E, et al.: Surgical adverse events of deep brain stimulation in the subthalamic nucleus of patients with Parkinson's disease. The learning curve and the pitfalls. *Acta Neurochir (Wien)* 156: 1505-1512, 2014

Question 5
リード周辺に生じた脳浮腫・囊胞にはどのように対応すべきか？

回答

- 浮腫が小さく、無症候であれば、治療の必要はない。浮腫が症候性となるか増大傾向の場合、感染の可能性を除外し、ステロイドを投与してもよい。抗菌薬投与やリード抜去の必要はない。リード周囲に囊胞を形成し、ステロイドに反応しない際には、定位的に囊胞液の吸引を行う方法が報告されている。

付帯事項

- なし

解説

前回のガイドラインよりリード周囲の脳浮腫・囊胞について記載がされた。重要な合併症であり、DBS を行う上で、このような事象が起こることについて十分に知っておかなければならない。また、術前に患者・家族にこのような合併症が起こりうることを説明しておく必要がある。

・脳浮腫

頻度：リード周囲の脳浮腫に関する 10 論文・1,365 例をまとめたメタ解析によると、無症候性のものが 35.8% [95%CI: 17.0, 54.6]、症候性のものが 3.1% [1.5, 4.7]（脳浮腫のうちの 8.7%）と報告されている[1]。海外と比較し、画像検査を容易に行える本邦では、自然軽快しているものも含めると、さらに高頻度で確認されるのではないかと推測される。

発現時期：術直後には通常みられない。3 週間後までに確認される早期のものと、4 週間以降に確認される遅発性のものがある[2]。遅発性のものは症候性になった時点で確認されるため、浮腫の発現はもっと早い時期になるかと思われる。

出現部位：リード周囲に脳浮腫をきたした 91 例の文献レビューでは、片側手術を除いた 67 例中、片側性が 49 例(73.1%)、両側性は 18 例(26.9%)であったことから、浮腫の発生は必ずしも片側性とは限らない[2]。浮腫が起こる部位として、リード先端、皮質下、リード全体に生じるタイプに分けられる[3]。

症状：無症状のこともあるが、頭痛、嘔気、認知機能低下、見当識障害、錯乱状態、感情の変化、失語、歩行不安定、麻痺、けいれんなどの神経症状、原疾患の症状悪化、刺激効果の減弱を生じることが報告されている[1]。浮腫に伴い一過性の認知機能低下が認められても[4]、浮腫改善

後の高次機能に影響はないことが報告されている[5]。

機序：微小な脳内出血、機械的脳損傷、静脈性梗塞、免疫反応、電極による神経毒性、術中に使用する洗浄液、急性炎症反応の影響について考察されているが、どれも十分に説明できる学術的根拠はなく、未だに機序は不明である[1]。ただし、ステロイド投与が有効であることから、血管原性の脳浮腫と考えられる。

治療：総説論文[2]で引用された症候性脳浮腫91例のうち、記載のなかった7例を除く84例中65例で治療にステロイドを使用し、2例を除き改善または縮小が得られていた。そのうちの45例は糖質コルチコイドまたはデキサメサゾンと記載されていた。浮腫が症候性となるか増大傾向の場合、感染の可能性を除外し、ステロイド（糖質コルチコイド、デキサメサゾン）の経口または静脈内投与を試してみてもよい[1,2]。抗菌薬投与の必要はない。脳浮腫出現時の対応プロトコルをまとめた報告があるので参考にされたい[6]。リード抜去や抗菌薬投与をして患者に不要な負担をかけないためにも、対処方法を知っておく必要がある。

・囊胞形成

DBS後、リード周囲の脳に囊胞が形成された症例が報告されている。囊胞を形成した15症例をまとめた論文があり[2]、その後に報告された3例を合わせた18例について改めてレビューをした[7-9]。片側性が17例、両側性が1例であった。2つのタイプがあり、術後数日で出現し空気の混入を伴うもの（4例）[10,11]、遅発性に起こるもの（14例）がある。遅発性のものは、術後1〜59か月に囊胞が確認されている。無症候性が3例、症候性が15例であった。1例は小脳の症例であった[8]。

機序：18例中14例で囊胞周囲に脳浮腫を伴っていた。Asahiらは、脳浮腫に伴い囊胞が形成されてから消失するまでを経時的に画像検査で観察し、囊胞形成に脳浮腫が関係していることを示した[2]。チェックバルブ機構によりリード先端方向に髄液が移動することによってできるのではないかとの仮説があるが、証明はされていない[9]。囊胞を穿刺した報告では、内容液は脳脊髄液と比較し高蛋白を示していた[8,9]。

治療：7例でリード抜去により囊胞が縮小したと報告されている。囊胞を定位的に穿刺・吸引した3例では、リード抜去をすることなく改善がみられている[7-9]。症候性でステロイド治療に反応しない囊胞に対しては、感染の可能性を否定した上で、定位的に囊胞の吸引を行うことも選択肢となる。囊胞形成の予防策としては、定期的な画像検査をし、脳浮腫の拡大を認めた際にはステロイド（糖質コルチコイド）を使用し、脳囊胞へと移行させないことが有効かもしれない。

文献検索の概要

対象期間		2010年〜2023年
データベース		PubMed
検索語	P	該当なし
	I/C	DBS、edema、cyst、cavitation
制限		原著論文、総説
選定概要		脳浮腫：51件から設定したPICOや選定基準に合致した5件を採用した。 囊胞形成：17件から設定したPICOや選定基準に合致した5件に、検索外の1論文を加え、6件を採用した。

文 献

1) Tian Y, Wang J, Jiang L, Feng Z, Shi X, Hao Y: The need to be alert to complications of peri-lead cerebral edema caused by deep brain stimulation implantation: A systematic literature review and meta-analysis study. *CNS Neurosci Ther* 28: 332-342, 2022
2) Asahi T, Ikeda K, Yamamoto J, Muro Y, Mori A, Yamamoto N: Cerebrospinal fluid leakage to the chest subcutaneous pocket due to aggressive brain edema around the leads for deep brain stimulation: a case report and literature review. *NMC Case Rep J* 9: 357-363, 2022
3) Deogaonkar M, Nazzaro JM, Machado A, Rezai A: Transient, symptomatic, post-operative, non-infectious hypodensity around the deep brain stimulation (DBS) electrode. *J Clin Neurosci* 18: 910-915, 2011
4) Nishiguchi Y, Matsuura K, Hirata Y, et al.: Relationship of brain edema after deep brain stimulation surgery with motor and cognitive function. *Heliyon* 8: e08900, 2022
5) Sharma VD, Lyons KE, Nazzaro JM, Pahwa R: Does post-operative symptomatic lead edema associated with subthalamic DBS implantation impact long-term clinical outcomes? *J Neurol Sci* 410: 116647, 2020
6) Jagid J, Madhavan K, Bregy A, et al.: Deep brain stimulation complicated by bilateral large cystic cavitation around the leads in a patient with Parkinson's disease. *BMJ Case Rep* 2015: bcr2015211470, 2015
7) Calandra CR, García Fernández C, Raina GB, et al.: Intraparenchymal cystic lesion after Deep Brain Stimulation surgery: An unusual complication. *Parkinsonism Relat Disord* 64: 354-355, 2019
8) Horisawa S, Kohara K, Taira T: Intraparenchymal Symptomatic Cyst Formation Around the Deep Cerebellar Stimulation Electrode. *World Neurosurg* 160: 13-15, 2022
9) Lu Y, Qiu C, Chang L, et al.: Development of Unilateral Peri-Lead Edema Into Large Cystic Cavitation After Deep Brain Stimulation: A Case Report. *Front Neurol* 13: 886188, 2022
10) Fenoy AJ, Villarreal SJ, Schiess MC: Acute and subacute presentations of cerebral edema following deep brain stimulation lead implantation. *Stereotact Funct Neurosurg* 95: 86-92, 2017
11) Costa C, Gomes F, Monteiro J, Bento L: Complication of deep brain stimulation for Parkinson's disease. *BMJ Case Rep* 2017: bcr2017223264, 2017

トピック 7 様々な疾患に対する治療

▶ **総論**

　日本での機能神経外科の対象は主に運動異常症であるが、海外は精神疾患やてんかんなど様々な疾患にも応用され、その効果が報告されている。本稿ではそれらのうち、以下の疾患群に対する機能神経外科の動向についてまとめた。

1. トゥレット症候群に対するDBS
2. 強迫性障害に対するDBS
3. うつ病に対するDBS
4. てんかんに対するDBS
5. てんかんに対する定位凝固術
6. 頭部外傷や脳卒中に対する幹細胞移植

トピック7. 様々な疾患に対する治療

Question 1
トゥレット症候群に対するDBSは有効か？

回答

● トゥレット症候群のチックに対してDBSは有効である。これまでDBSの有効性を示した報告は多く、国際的にも重症例で検討すべき治療法と考えられているが、十分なエビデンスとなる大規模なRCTはまだない。

付帯事項

● なし

解説

　トゥレット症候群（TS）は抑制が効かないチックを主体とする疾患で、DSM-5では神経発達症群／神経発達障害群に分類される[1]。運動と音声のチックがあり、初期は単純な動きや音声のみだが、重症になると複雑で目的のある内容に変化し、自傷行為や汚言を呈するようになる。DSM-5の診断基準には、18歳以前に発症し少なくとも2つの運動チックと1つの音声チックが1年以上持続していることと記載されている。症状の個人差、また個人内での変動も大きいが、多くは青年期から成人期にかけて自然に軽減、もしくは終息する。一方、チックが日常生活を大きく障害している例や激しい外傷を伴う例などで、薬物や認知行動療法の効果が乏しい場合は、外科治療（DBS）が考慮される[2-4]。

　DBSの対象となるような重症例では高率に強迫障害や注意欠陥多動性障害などの精神疾患や精神症状、行動異常を合併するため、診療では小児神経科や精神科、神経内科を含む多職種連携が重要となる。チックの重症度はYale Global Tic Severity Scale（YGTSS）やVideo-Based Tic Rating Scale（mRVRS）で評価されることが多いが、合併する精神疾患や生活への影響（QOL）なども経時的に評価することが推奨されている[2-4]。また、難治性のチックと思われる症状に機能性チック（functional "tic-like" movement）が混在していないかの鑑別も重要とされる[3,4]。

　チックに対するDBSの有効例は多く報告されているが、明確なエビデンスとなる大規模のRCTはまだない。これまで8編（62症例）のRCTがあるが[5-12]、同一患者内でDBSの実刺激とシャム刺激を比較した小規模のクロスオーバー試験が主体である。DBSの標的は視床（CM-pf、CM-Vo）やGPiの前・後部（anterior or posterior GPi）が多いが、RCTによって刺激部位や盲検の時期、期間が異なる。最も多い17症例が登録されたRCTは[10]、両側anterior GPiに電極を留置し2か月で至適刺激条件を決定した後に、刺激のON群とOFF群に分け盲検で3か月、その後全例ONにして3か月観察し、YGTSSを比較するデザインであった。その結果、YGTSSは盲検期間では2群間で差がなかったが、非盲検期間では治療前と比べて有意に低下（39.9%）していた。

1例がアルコールによる精神症状のため離脱し、感染による抜去が4件、4電極が至適部位に留置されていなかったなどの問題点があったことに加え、盲検化のために初期に決定した至適条件から刺激を弱めたことが結果に影響した可能性が考察されている。他のRCTでも盲検期間で有意差が観察されなかったものが多く、この疾患における盲検比較の難しさが指摘されている[3]。

TSに対するDBSの国際レジストリーとデータベース（The International Tourette Syndrome Deep Brain Stimulation Public Database and Registry）には2012年から2016年までのTSに対してDBSを実施した185手術例が登録され、YGTSSが術前75.0±18.4から術後1年で41.2±20.0まで有意に低下（p<0.01）していた[13]。一方、有害事象は35.4％で、感染が3.2％と多く、刺激の副作用としては構音障害（6.3％）としびれ（8.2％）などが報告されていた。DBSの標的はCM領域が57.1％と多く、anterior GPi（25.2％）、posterior GPi（15.3％）、内包前脚（2.5％）と続くが、標的部位による臨床効果の差はみられなかった[13]。

TSは希少疾患で重症例の明確な定義はないが、YGTSS＞35を手術適応の目安としている報告が多い。しかし、臨床症状や合併する精神症状の個人差が大きく、RCTを計画することが難しいといえる。一方、RCTで証明されていないものの、実質的なプラセボ効果も含めチックに対する有効性はあると考えられるため、いくつかの国際的なガイドラインでは難治例に対し多診療科による集学的なチーム体制のもと、治療の効果が危険性を上回ると判断される場合にはDBSが推奨されている[2-4]。また、発達に伴う自然軽快例があるため、以前はDBSの対象は18歳や25歳以上とされていたが、最新のヨーロッパ・トゥレット症候群研究会（European Society for the Study of Tourette Syndrome）のガイドラインではこの年齢制限も撤廃されている[4]。ただし、小児例の報告は少ないため、各施設での倫理委員会等で検討することが推奨されている。

文献検索の概要

対象期間		2000年～2022年
データベース		PubMed
検索語	P	Tourette syndrome、tic
	I/C	DBS
制限		RCT、観察研究、症例シリーズ、総説、メタ解析、英文
選定概要		上記の検索語に該当した524編から、設定したPICOや選定基準に合致した9編と、それらの引用文献を採用した。

文献

1) Kara AJ, Yulia W, Kelly DF, Christopher RB, Aysegul G, Michael SO: Tourette syndrome: clinical features, pathophysiology, and treatment. *Lancet Neurol* 22: 147-158, 2023
2) Lauren ES, Jonathan WM, Douglas WW, et al.: Tourett-e Syndrome Deep Brain Stimulation: A Review and Updated Recommendations. *Mov Disord* 30: 448-471, 2015
3) Pringsheim T, Okun MS, Müller-Vahl K, et al.: Practice guideline recommendations summary: Treatment of tics in people with Tourette syndrome and chronic tic disorders. *Neurology* 92: 896-906, 2019
4) Natalia S, Yulia W, Andreas H, et al: European clinical guidelines for Tourette syndrome and other tic disorders—version 2.0. Part IV: deep brain stimulation. *Eur Child Adolesc Psychiatry* 31: 443-461, 2022
5) Houeto L, Karachi C, Mallet L, et al.: Tourette's syndrome and deep brain stimulation. *J Neurol Neurosurg Psychiatry* 76: 992-995, 2005
6) Maciunas RJ, Maddux BN, Riley DE, et al.: Prospective randomized double-blind trial of bilateral thalamic deep brain stimulation in adults with Tourette syndrome. *J Neurosurg* 107: 1004-1014, 2007
7) Welter ML, Mallet L, Houeto JL, et al.: Internal Pallidal and Thalamic Stimulation in Patients With

Tourette Syndrome. *Arch Neurol* 65: 952-957, 2008

8) Ackermans L, Duits A, van der Linden C, et al.: Double-blind clinical trial of thalamic stimulation in patients with Tourette syndrome. *Brain* 134: 832-844, 2011
9) Kefalopoulou Z, Zrinzo L, Jahanshahi M, et al.: Bilateral globus pallidus stimulation for severe Tourette's syndrome: a double-blind, randomised crossover trial. *Lancet Neurol* 14: 595-605, 2015
10) Welter ML, Houeto JL, Thobois S, et al.: Anterior pallidal deep brain stimulation for Tourette's syndrome: a randomised, double-blind, controlled trial. *Lancet Neurol* 16: 610-619, 2017
11) Müller-Vahl KR, Szejko N, Saryyeva A, et al.: Randomized double-blind sham-controlled trial of thalamic versus GPi stimulation in patients with severe medically refractory Gilles de la Tourette syndrome. *Brain Stimul* 14: 662-675, 2021
12) Baldermann JC, Kuhn J, Schüller T, et al.: Thalamic deep brain stimulation for Tourette Syndrome: A naturalistic trial with brief randomized, double-blinded sham-controlled periods. *Brain Stimul* 14: 1059-1067, 2021
13) Martinez-Ramirez D, Jimenez-Shahed J, Leckman JF, et al.: Efficacy and Safety of Deep Brain Stimulation in Tourette Syndrome. The International Tourette Syndrome Deep Brain Stimulation Public Database and Registry. *JAMA Neurol* 75: 353-359, 2018

略 語

TS (Tourette syndrome): トゥレット症候群、DSM-5 (Diagnostic and Statistical Manual of Mental Disorders-5): 精神疾患の診断・統計マニュアル第5版（米国精神医学会）、CM-Pf (centromedian–parafascicular complex): 中心正中傍束複合体、Vo (nucleus ventralis oralis): 腹吻側核

Question 2
重度かつ治療抵抗性の強迫性障害に対するDBSは有効か？

回答
- 重度かつ治療抵抗性の強迫性障害に対する DBS は有効性を示す報告が多くあるが、エビデンスは十分に確立していない。

付帯事項
- ガイドライン作成時には、本治療は保険収載されていない。

解説

　重度かつ治療抵抗性の強迫性障害（OCD）に対しての DBS 治療報告は多く存在する。刺激ターゲットとされているのは内包前脚、腹側線条体、側坐核、分界条床核、尾状核や視床下核などである[1,2]。多くは Yale-Brown Obsessive-Compulsive Scale（Y-BOCS）を重症度指標として用い、DBS による 35％以上の Y-BOCS の減少を治療反応群と定義しているものが多い。

　米国脳神経外科コングレスが 2020 年に発表したガイドライン[3]では、RCT の結果から両側の視床下核 DBS は難治例で考慮されるべき治療であると推奨している。また側坐核あるいは分界条床核をターゲットとした DBS を難治性の OCD に考慮してもよいとしている。このガイドラインでは、両側分界条床核への DBS を 17 名を対象に実施し、最適刺激調整後の 3 か月間において刺激 ON と OFF を比較した二重盲検ランダム化クロスオーバー比較試験を引用している。この RCT では、刺激 ON において術前と比較して平均 42％の改善を認めた。また同じ報告では、その後 4 年以上の長期観察を行った 67％の症例で、術前と比較して 35％以上の症状改善を認め有効であったと報告されている[4]。

　一方、Denys らが側坐核をターゲットに実施した RCT では、治療効果に有意差があったもののランダム化期間における Y-BOCS の低下は 25％に留まり、臨床的に十分な効果ではなかったと考えられている。Vicheva らは 80 例を含む 8 件のランダム化比較試験のシステマティックレビューを行い、ターゲットによらず OCD に対する DBS は平均して 38.7％の症状減少を得ているとした。その中でターゲットごとに Y-BOCS 減少率を評価しているが、近接する内包前脚、腹側線条体、側坐核および分界条床核をターゲットとした線条体周囲をターゲットとしたグループと、視床下核をターゲットとするグループの 2 群に分け、それぞれが 38.6％および 41.9％が有意に改善した[5]。一方 Tyagi らは 2019 年に二重盲検クロスオーバー試験による 6 例の視床下核-DBS 群と腹側線条体-DBS 群の有効性を比較し、2 群間で有効性に差はなかったとしている[6]。Godat らは

RCT 9件を含む34件、352症例を対象としたシステマティックレビューにおいて、最終調査時のY-BOCS改善率は平均47%であり、治療反応群は66%としている。RCTとそれ以外で明らかな差はなかったと報告している。

刺激による一過性の副作用として軽躁状態25.2%、消化器症状5.9%、不安の悪化5.0%を挙げており、また重度の合併症は感染4%、頭蓋内脳出血1.6%、自殺企図2.4%であった[7]。頭蓋内出血は他のDBSと同等に低いと考えられている。DBS後の精神的問題点の多くは原疾患による影響も否定できないと考えられている[8]。

このようにOCDに対するDBSの有効性の報告は多数存在するものの、統一された刺激ターゲットでの十分数のRCTは少なく、十分なエビデンスが確立していない。

文献検索の概要

対象期間	2013年〜2023年	
データベース	PubMed	
検索語	P	obsessive-compulsive disorder
	I/C	DBS
制限	原著論文、RCT、症例シリーズ、総説、メタ解析	
選定概要	上記検索語に合致した96件から、選定基準に合致した8件を採用した。	

文献

1) Cruz S, Gutierrez-Rojas L, Gonzalez-Domenech P, et al.: Deep brain stimulation in obsessive-compulsive disorder: Results from meta-analysis. *Psychiatry Res* 317: 114869, 2022
2) Raviv N, Staudt M.D, Rock A.K., et al.: A systematic Review of Deep Brain Stimulation Targets for Obsessive Compulsive Disorder. *Neurosurgery* 87: 1098-1110, 2020
3) Staudt MD, Pouratian N, Miller JP, et al.: Congress of Neurological Surgeons Systematic Review and Evidence-Based Guidelines for Deep Brain Stimulations for Obsessive-Compulsive Disorder: Update of the 2014 Guidelines. *Neurosurgery* 88: 710-712, 2021
4) Luyten L, Hendrickx S, Raymaekers S, et al.: Electrical stimulation in the bed nucleus of the stria terminalis alleviates severe obsessive-compulsive disorder. *Mol Psychiatry* 21: 1272-1280, 2016
5) Vicheva P, Butler M, Shotbolt P: Deep brain stimulation for obsessive-compulsive disorder: A systematic review of randomised controlled trials. *Neurosci Biobehav Rev* 109, 129-138, 2020
6) Tyagi H, Apergis-Schoute AM, Akram H, et al.: A Randomized Trial Directly Comparing Ventral Capsule and Anteromedial Subthalamic Nucleus Stimulation in Obsessive-Compulsive Disorder: Clinical and Imaging Evidence for Dissociable Effects. *Focus (Am Psychiatr Publ)* 20: 160-169, 2022
7) Gadot R, Najera R, Hirani S, et al.: Efficacy of deep brain stimulation for treatment-resistant obsessive-compulsive disorder: systematic review and meta-analysis. *J Neurol Neurosurg Psychiatry* 93: 1166-1173, 2022
8) Mar-Barrutia L, Real E, Segalás C, et al.: Deep brain stimulation for obsessive-compulsive disorder: A systematic review of worldwide experience after 20 years. *World J Psychiatr* 11: 659-680, 2021

略語

OCD (obsessive compulsive disorder): 強迫性障害

Question 3
治療抵抗性のうつ病に対するDBSは有効か？

回答
● 治療抵抗性のうつ病に対するDBSの有効性は、まだ十分に明らかではない。

付帯事項
● わが国において、DBSに用いる医療機器（振せん用脳電気刺激装置）のうつ病に対する使用は薬事承認されていない。

解説

うつ病患者の約30％は、標準的な薬物療法や心理療法を行っても十分な改善が得られないとされる。精神障害の診断と統計マニュアル（DSM）を用いて大うつ病性障害と診断された患者のうち、少なくとも2年の治療経過のなかで複数の標準的治療に反応しないものを治療抵抗性うつ病と考えてDBS治療の対象とする研究が多い。治療抵抗性の基準としては、少なくとも2剤以上の異なる作用機序を有する抗うつ薬の使用に加え、十分な期間の心理療法や電気けいれん療法が含まれることがある。重症度としては、ハミルトンうつ病評価尺度（HAM-D）やMontgomery Asbergうつ病評価尺度（MADRS）などの評価尺度にて中等度以上の抑うつ症状を有する例が対象となる。

治療抵抗性のうつ病に対するDBSの有効性を報告している研究は多いが、そのほとんどは少数例を対象にした非盲検研究である。最も多く報告されている刺激部位は梁下回（SCC）で、その他腹側内包前脚／腹側線条体（VC/VS）、腹側内包前脚（vALIC）、medial forebrain bundleなどがある[1,2]。

シャム刺激をコントロールとしたランダム化比較クロスオーバー試験として、代表的なものが過去に2つ実施されたが、いずれにおいても有効性は示されなかった。一つは30名を対象にVC/VS-DBSを実施し、治療効果をMADRSで評価した。奏効率は刺激群が20％に対してシャム刺激が14.3％であった[3]。もう一つは90名を対象にしたSCC-DBSの研究で、奏効率は同様に20％と17％であった[4]。クロスオーバー試験では盲検期間が4ないし6か月と短く、最適な刺激調整が難しいことなど、有効性を示すのに十分な条件ではなかった可能性が論じられている。vALIC-DBSのランダム化比較試験では、3か月の盲検期間におけるHAM-D-17スコアの改善がシャムに比較して刺激群で有意に大きかった[5]。この研究では、非盲検下に平均52週間にわたって刺激調整を行った後にランダム化試験に移行した。研究に参加した25名のうち、ランダム化の対象となったのは16名である。この研究は、治療抵抗性のうつ病の中にはDBSの有効性が明らかな一群が存在することを示している。なお、これらのランダム化試験の後、平均5年以上にわたって実施された観察では、40〜50％の奏効率、25％の寛解率が報告されている[6,7]。

最近の合計190症例を対象にしたメタ解析によると、DBSはシャム刺激に比較して、奏効率（オッズ比: 5.50 [95%CI: 2.79, 10.85], p<0.0001）と抑うつ指標の改善（標準化平均値差: -0.42 [-0.72, -0.12], p=0.006）のいずれにおいても有意に優れていた[8]。しかし、対象となった比較試験は9つと少なく、研究の質に問題があるなどの理由から、依然としてDBSの有効性は十分に確立していないと考えられている。

　手術関連の重篤な合併症として、感染（3.7%）、創部の疼痛（1.6%）、脳内出血（0.5%）などが報告されているが、うつ病に対するDBSとして特徴的なものではない[8]。刺激に関連する、もしくは原因の分からない合併症としては、自殺企図（8.4%）、自殺念慮（6.3%）、抑うつや不安の悪化（15.3%）が最も多いが、これはうつ病自体のリスクであり、DBSによって特別にリスクが増すとは考えられていない。その他、軽躁状態や睡眠障害、興奮、不穏、嘔気、頭痛などが報告されているが、いずれも一過性である。

文献検索の概要

対象期間		無制限
データベース		PubMed
検索語	P	depression、depressive disorder、bipolar disorder
	I/C	DBS
制限		RCT、RCT後の観察研究、メタ解析、システマティックレビュー
選定概要		204件から、設定したPICOや選定基準に合致した8件を採用した。

文献

1) Wu Y, Mo J, Sui L, et al.: Deep Brain Stimulation in Treatment-Resistant Depression: A Systematic Review and Meta-Analysis on Efficacy and Safety. *Front Neurosci* 15: 655412, 2021
2) Sobstyl M, Kupryjaniuk A, Prokopienko M, Rylski M: Subcallosal Cingulate Cortex Deep Brain Stimulation for Treatment-Resistant Depression: A Systematic Review. *Front Neurol* 13: 780481, 2022
3) Dougherty DD, Rezai AR, Carpenter LL, et al.: A Randomized Sham-Controlled Trial of Deep Brain Stimulation of the Ventral Capsule/Ventral Striatum for Chronic Treatment-Resistant Depression. *Biol Psychiatry* 78: 240-248, 2015
4) Holtzheimer PE, Husain MM, Lisanby SH, et al.: Subcallosal cingulate deep brain stimulation for treatment-resistant depression: a multisite, randomised, sham-controlled trial. *Lancet Psychiatry* 4: 839-849, 2017
5) Bergfeld IO, Mantione M, Hoogendoorn ML, et al.: Deep Brain Stimulation of the Ventral Anterior Limb of the Internal Capsule for Treatment-Resistant Depression: A Randomized Clinical Trial. *JAMA Psychiatry* 73: 456-464, 2016
6) Bergfeld IO, Ooms P, Lok A, et al.: Efficacy and quality of life after 6-9 years of deep brain stimulation for depression. *Brain Stimul* 15: 957-964, 2022
7) Hitti FL, Cristancho MA, Yang AI, O'Reardon JP, Bhati MT, Baltuch GH: Deep Brain Stimulation of the Ventral Capsule/Ventral Striatum for Treatment-Resistant Depression: A Decade of Clinical Follow-Up. *J Clin Psychiatry* 82: 21m13973, 2021
8) Kisely S, Li A, Warren N, Siskind D: A systematic review and meta-analysis of deep brain stimulation for depression. *Depress Anxiety* 35: 468-480, 2018

略 語

DSM (diagnostic and statistical manual of mental disorders): 精神障害の診断と統計マニュアル、HAM-D (Hamilton depression rating scale): ハミルトンうつ病評価尺度、MADRS (Montgomery-Asberg depression rating scale): Montgomery Asbergうつ病評価尺度、SCC (subcallosal cingulate cortex): 梁下回、VC/VS (ventral capsule / ventral stiriatum): 腹側内包前脚／腹側線条体、vALIC (Ventral anterior limb of the internal capsule): 腹側内包前脚

Question 4
てんかんに対する視床DBSは有効か？

回答

● 焦点てんかんに対する視床前核（ANT）を標的としたDBS、またレノックス・ガストー症候群（LGS）に対する視床正中中心核（CM）を標的としたDBSは、発作の軽減に有効である。安全性に関して、デバイス関連の合併症頻度は他の疾患に対するDBSと同等であるが、記憶障害やうつ、意識混濁等も報告され、注意を要する。

付帯事項

● なし

解説

　全てんかん患者の約3割が薬剤抵抗性であり、外科的治療が考慮される。焦点てんかんでは、内側側頭葉てんかんにおける側頭葉切除のように、薬物治療に対する優位性が立証されているものもあるが、多焦点性や機能野にてんかん原性が及ぶような、切除術が適応とならない例も存在する。またLGSなどの全般てんかんに対しては、外科的な根治術は存在せず、脳梁離断やVNSの様な緩和術が行われるが、効果が不十分な場合もある。この様な背景で、視床DBSは発作の軽減を目的とした新しいモダリティとして期待されている。本邦においては、2023年7月、「薬物療法で十分に効果が得られない焦点性てんかん発作（開頭手術が奏功する症例を除く）」に対して薬事承認が得られた。

　焦点てんかんに対しては、ANTを標的とするDBS（ANT-DBS）の有効性が、110名の症例で刺激群と非刺激群を比較したRCTで証明されている（SANTE試験）[1-3]。3か月間の盲検期間の後、非刺激群の発作減少率が14.5%であったのに対し、刺激群では40.4%で有意に高かった[1]。この効果は長期的に維持され、発作減少率は5年後には69%[2]、7年後には75%であった[3]。合併症としては、記憶障害やうつ症状を訴える割合が刺激群で高かったが、高次脳機能の客観的評価では、有意な変化はなかった。感染は12.7%、無症候性出血は4.5%であり、パーキンソン病に対するDBS治療と同等であった[1]。長期成績の検討では、てんかんにおける突然死（SUDEP）の割合は、ANT-DBS治療後に減じ、VNS治療後と同等であった[3]。ANT-DBSの有効性と安全性は複数のメタ解析でも報告されている[4-8]。一方で、単施設からの少数患者での報告とはなるが、有意な有効性を証明できなかったRCTが存在する[9]。

　LGSに対するCMを標的としたDBS（CM-DBS）については、刺激群10名と非刺激群9名で比較したRCTが実施されている（ESTEL試験）[10]。そこでは、3か月の盲検期間の後、発作日誌での50%以上の発作減少を得たレスポンダー率を比較し、刺激群が有意に高かったと報告してい

る（50% vs. 22%）。さらに、脳波上の発作評価におけるレスポンダー率においても、刺激群で有意に高かった（59% vs. 0%）。全体の35%で比較的重い合併症があり、内訳としては感染、硬膜下血腫、発作の一時的悪化（重積）等であった。また、一時的ではあるが意識混濁が60%に見られたという。10研究114例のメタ解析では、平均の発作減少率は62.9%であり、重大な合併症は感染が主で4.9%に見られた[11]。

その他の全般てんかん（強直発作、強直間代発作、非定型欠神発作、ミオクロニー発作など）に対するCM-DBSについては、RCTは存在せず、限られた症例シリーズでその有用性が報告されている。全般てんかん47名でのメタ解析では、患者の87%が50%以上の発作減少を得たレスポンダーであり、平均発作減少率は73%であった。最適な電極の位置はCMの背側境界部であった[12]。

まとめると、焦点てんかんに対してANT-DBSは発作減少に有効であり、高いレベルでのエビデンスが報告されている。全般てんかんに対するCM-DBSも発作減少に有効と思われ、LGSに対してCM-DBSにはRCTがあるが、その他の全般てんかんでは報告は限られている。安全性に関しては感染などハードウエア特有の合併症があり、これはパーキンソン病に対するDBSと同等である。一方で、記憶障害やうつ症状の訴え、一時的な意識混濁など、視床刺激に特異的な合併症もあるため、患者選択や至適刺激部位の選択に関しては、今後も十分な検討が必要であろう。

文献検索の概要

対象期間		2000年〜2023年
データベース		PubMed
検索語	P	epilepsy
	I/C	DBS 破壊術やresponsive neurostimulation、視床以外の部位の刺激は除外
制限		原著論文、RCT、系統的レビュー、メタ解析、英文
選定概要		26件から設定したPICOや選定基準に合致した13件を採用した。

文献

1) Fisher R, Salanova V, Witt T, et al.: Electrical stimulation of the anterior nucleus of thalamus for treatment of refractory epilepsy. *Epilepsia* 51: 899-908, 2010
2) Salanova V, Witt T, Worth R, et al.: Long-term efficacy and safety of thalamic stimulation for drug-resistant partial epilepsy. *Neurology* 84: 1017-25, 2015
3) Salanova V, Sperling MR, Gross RE, et al.: The SANTÉ study at 10 years of follow-up: Effectiveness, safety, and sudden unexpected death in epilepsy. *Epilepsia* 62: 1306-1317, 2021
4) Sprengers M, Vonck K, Carrette E, Marson AG, Boon P: Deep brain and cortical stimulation for epilepsy. *Cochrane Database Syst Rev* 7: CD008497, 2017
5) Yan H, Toyota E, Anderson M, et al.: A systematic review of deep brain stimulation for the treatment of drug-resistant epilepsy in childhood. *J Neurosurg Pediatr* 23: 274-284, 2018
6) Zhou JJ, Chen T, Farber SH, Shetter AG, Ponce FA: Open-loop deep brain stimulation for the treatment of epilepsy: a systematic review of clinical outcomes over the past decade (2008-present). *Neurosurg Focus* 45: E5, 2018
7) Chang B, Xu J: Deep brain stimulation for refractory temporal lobe epilepsy: a systematic review and meta-analysis with an emphasis on alleviation of seizure frequency outcome. *Childs Nerv Syst.* 34: 321-327, 2018
8) Vetkas A, Fomenko A, Germann J, et al.: Deep brain stimulation targets in epilepsy: Systematic review and meta-analysis of anterior and centromedian thalamic nuclei and hippocampus. *Epilepsia.* 63: 513-524, 2022

9) Herrman H, Egge A, Konglund AE, Ramm-Pettersen J, Dietrichs E, Taubøll E: Anterior thalamic deep brain stimulation in refractory epilepsy: A randomized, double-blinded study. *Acta Neurol Scand* 139: 294-304, 2019
10) Dalic LJ, Warren AEL, Bulluss KJ, et al.: DBS of Thalamic Centromedian Nucleus for Lennox-Gastaut Syndrome (ESTEL Trial). *Ann Neurol* 91: 253-267, 2022
11) Shlobin NA, Hofmann K, Cohen NT, Koubeissi MZ, Gaillard WD, Oluigbo CO: Deep Brain Stimulation of the Centromedian Nucleus of the Thalamus for Lennox-Gastaut Syndrome: A Systematic Review and Individual Patient Data Analysis. *Neurosurgery* 92: 703-715, 2023
12) Ilyas A, Snyder KM, Pati S, Tandon N: Optimally targeting the centromedian nucleus of the thalamus for generalized epilepsy: A meta-analysis. *Epilepsy Res* 184: 106954, 2022

略　語

ANT (anterior nucleus of the thalamus): 視床前核、LGS (Lennox-Gastaut syndrome): レノックス・ガストー症候群、CM (centromedian nucleus of the thalamus): 視床正中中心核、VNS (vagus nerve stimulation): 迷走神経刺激術、SUDEP (sudden unexpected death in epilepsy): てんかんにおける突然死

Question 5
てんかんに対する定位的破壊術は有効か？

回答

● 内側側頭葉てんかんに対する MRI ガイド下レーザー凝固術（MRgLITT）や視床下部過誤腫に対する LITT/ラジオ波熱凝固術（RF-TC）による遮断術は、術後の比較的良好な発作消失率が示されており、有効な可能性がある。

付帯事項

● ガンマナイフなど定位的放射線手術による破壊術は今回の検討より除外している。MRgLITTは本邦では現時点で薬事未承認である。

解説

　てんかんに対する定位的破壊術は、開頭術にかわる低侵襲手術として、最近特に注目されている。この手術には2つの異なる目的の術式がある。1つは、焦点てんかんに対し、開頭による切除術を代替して、てんかんの焦点となっている領域（てんかん原性領域）をレーザーやラジオ波プローベで凝固（破壊）することを目的とする。もう1つは、視床下部過誤腫の手術の様に、てんかん原性病変との連絡路の遮断を目的とする術式、つまり遮断術であり、この場合は、病変は残存することとなる。モダリティとしては、MRI ガイド下レーザー凝固術（MRgLITT）、ラジオ波熱凝固術（RF-TC）、SEEG ガイド下ラジオ波熱凝固術（SEEG-guided RF-TC：脳波異常を同定した SEEG 電極を使って、高周波電流でもって同部を焼灼破壊する手術）がある。適応疾患は脳深部病変であり、内側側頭葉てんかん、島回てんかん、視床下部過誤腫、脳室周囲異所性灰白質、皮質形成異常、海綿状血管腫が挙げられる。RCT は存在しないが、参考となる系統的レビューやメタ解析は複数あり、その有効性と安全性が示されている。

　側頭葉てんかんに対する MRgLITT のメタ解析（13 研究、551 患者）では、発作消失率は全体で 58％であり、海馬硬化症が明らかな群では 66％であった[1]。凝固巣サイズと発作消失率には相関はなく、合併症は視野障害が主で、発生率は 17％であった。MRgLITT と開頭術、RF-TC のモダリティ間で比較したメタ解析及び系統的レビューによると、発作消失率は MRgLITT と RF-TC の比較では有意差がないが（57％ vs. 44％）、開頭術群、すなわち前側頭葉切除術（ATL）、海馬扁桃体選択切除（SAH）に比べると、この二つの凝固破壊術は有意に劣っていた（ATL: 69％、SAH: 66％）[2]。側頭葉てんかんに対する MRgLITT については、他にも同様の結果を示すメタ解析が複数ある[3-6]。合併症率に関しては、モダリティ間で有意差は無かった（MRgLITT: 3.8％、RF-TC: 3.7％、ATL: 10.9％、SAH: 7.4％）。島回てんかんについては、MRgLITT、RF-TC、そして開頭切除術の三つのモダリティを比較したメタ解析（312 患者）が報告されている[7]。全体の発作消失率は 66.7％であるが、定位凝固破壊術（MRgLITT/RF-TC）は1年後の発作再発の有意な因子であり、オッズ比

は4.4で発作再発が多かった。

　視床下部過誤腫のメタ解析（15研究、422例）では、発作消失率がMRgLITTで87％、RF-TCで69％であり、両モダリティとも高いが、MRgLITTのほうがより良い結果を示している。合併症率についてはRF-TCのほうが低いが有意差はなかった（MRgLITT: 20％、RT-TC: 5％）[8]。脳室周囲異所性灰白質、皮質形成異常、海綿状血管腫に対する定位的破壊術については、ある程度の有効性が示されているが、報告は十分でなく見解は定まっていない[9,10]。薬剤抵抗性の焦点てんかん全体を対象として、各モダリティで検討したメタ解析/系統的レビューはいくつか報告されているが、発作抑制率ではMRgLITT、RF-TC、SEEG-guided RF-TCの順に良いとされている[4,5,9,11,12]。

　まとめると、定位的破壊術については、内側側頭葉てんかんに対するMRgLITT、及び視床下部過誤腫に対するMRgLITT/RF-TCによる遮断術で、有効性に対するエビデンスが多く存在する。その他の疾患については、今後の更なる検討を要する。

文献検索の概要

対　象　期　間		2000年〜2023年
データベース		PubMed
検索語	P	epilepsy
	I/C	lesion、ablation、thermos-coagulation DBS、responsive neurostimulation、gamma knife、radiosurgeryは除外した。
制　　　　限		原著論文、RCT、系統的レビュー、メタ解析、英文
選　定　概　要		40件から設定したPICOや選定基準に合致した12件を採用した。

文　献

1) Kerezoudis P, Parisi V, Marsh WR, et al.: Surgical Outcomes of Laser Interstitial Thermal Therapy for Temporal Lobe Epilepsy: Systematic Review and Meta-analysis. *World Neurosurg* 143: 527-536, 2020

2) Kohlhase K, Zöllner JP, Tandon N, Strzelczyk A, Rosenow F: Comparison of minimally invasive and traditional surgical approaches for refractory mesial temporal lobe epilepsy: A systematic review and meta-analysis of outcomes. *Epilepsia* 62: 831-845, 2021

3) Marathe K, Alim-Marvasti A, Dahele K, et al.: Resective, Ablative and Radiosurgical Interventions for Drug Resistant Mesial Temporal Lobe Epilepsy: A Systematic Review and Meta-Analysis of Outcomes. *Front Neurol* 12: 777845, 2021

4) Barot N, Batra K, Zhang J, et al.: Surgical outcomes between temporal, extratemporal epilepsies and hypothalamic hamartoma: systematic review and meta-analysis of MRI-guided laser interstitial thermal therapy for drug-resistant epilepsy. *J Neurol Neurosurg Psychiatry* 93: 133-143, 2022

5) Wang R, Beg U, Padmanaban V, et al.: A Systematic Review of Minimally Invasive Procedures for Mesial Temporal Lobe Epilepsy: Too Minimal, Too Fast? *Neurosurgery* 89: 164-176, 2021

6) Grewal SS, Alvi MA, Lu VM, et al.: Magnetic Resonance-Guided Laser Interstitial Thermal Therapy Versus Stereotactic Radiosurgery for Medically Intractable Temporal Lobe Epilepsy: A Systematic Review and Meta-Analysis of Seizure Outcomes and Complications. *World Neurosurg* 122: e32-e47, 2019

7) Obaid S, Chen JS, Ibrahim GM, et al.: Predictors of outcomes after surgery for medically intractable insular epilepsy: A systematic review and individual participant data meta-analysis. *Epilepsia Open* 8: 12-31, 2023

8) Iranmehr A, Dabbagh Ohadi MA, Chavoshi M, Jahanbakhshi A, Slavin KV: Minimally invasive procedures for hypothalamic hamartoma-related epilepsy: a systematic review and meta-analysis. *Neurosurg Focus* 53: E8, 2022

9) Kerezoudis P, Tsayem IN, Lundstrom BN, Van Gompel JJ: Systematic review and patient-level meta-analysis of radiofrequency ablation for medically refractory epilepsy: Implications for clinical practice and research. *Seizure* 102: 113-119, 2022

10) Ogasawara C, Watanabe G, Young K, et al.: Laser Interstitial Thermal Therapy for Cerebral Cavernous Malformations: A Systematic Review of Indications, Safety, and Outcomes. *World Neurosurg* 166: 279-287, 2022
11) Wang Y, Xu J, Liu T, et al.: Magnetic resonance-guided laser interstitial thermal therapy versus stereoelectroencephalography-guided radiofrequency thermocoagulation for drug-resistant epilepsy: A systematic review and meta-analysis. *Epilepsy Res* 166: 106397, 2020
12) Bourdillon P, Cucherat M, Isnard J, et al.: Stereo-electroencephalography-guided radiofrequency thermocoagulation in patients with focal epilepsy: A systematic review and meta-analysis. *Epilepsia* 59: 2296-2304, 2018

略 語

MRgLITT (magnetic resonance imaging-guided laser interstitial thermal therapy): MRIガイド下レーザー凝固術、RF-TC (radiofrequency thermos-coagulation): ラジオ波熱凝固術、SEEG (stereotactic electroencephalography): 定位的頭蓋内脳波、SEEG-guided RF-TC (SEEG-guided radiofrequency thermos-coagulation): SEEGガイド下ラジオ波熱凝固術、ATL (anterior temporal lobectomy): 側頭葉前方切除術、SAH (selective amygdalohippocampectomy): 選択的海馬偏桃体切除術

Question 6
虚血性脳卒中や重症頭部外傷に対する幹細胞移植は有効か？

回答
- 虚血性脳卒中に対する幹細胞脳内移植の安全性と有効性がいくつかの小規模 RCT で示されている。
- 重症頭部外傷に対する幹細胞脳内移植の臨床試験は少なく、ごく限られたデータのなかで、有効であることが示唆されている。

付帯事項
- ガイドライン作成時には、幹細胞脳内移植は承認されていない。

解説

・虚血性脳卒中

虚血性脳卒中は世界中で主要な死因の一つである。急性期に行われる静注血栓溶解療法や経皮経管的脳血栓回収療法などの再灌流治療は生存率や機能障害の転帰を改善している。しかし、全てに行われる治療ではなく、いったん梗塞巣が完成してしまうと、多くの症例で後遺症が生じる。後遺症は社会的損失が大きく、神経回復のための治療が模索されており、基礎研究から幹細胞移植は有望な治療であると考えられている。初期段階の臨床試験が数多く行われており、系統的レビューが報告されている[1,2]。コクランレビューでは 7 件（401 例）の RCT が取り上げられている[2]。全て成人ヒト非神経幹細胞投与が行われ、投与時期は虚血性脳卒中の急性期、亜急性期、慢性期それぞれであり、血管内、髄腔内、脳内経由で投与されていた。有効性の主な指標は NIHSS、mRS、Barthel Index であり、安全性とともに評価された。全体として、幹細胞移植は神経障害の軽減と関連していたが、機能的転帰の改善とは関連しなかった。安全性に関する重大な懸念はなかったが、いずれの試験もバイアスリスクが高く、小規模にとどまっていた。

以下、本 Question では主に定位脳手術手技を応用した細胞移植（脳内投与）を取り上げた。RCT は 1 報告のみであり[3]、中大脳動脈閉塞を来した慢性期の虚血性脳卒中患者 30 名に対して、300～800 万個の自己の CD34 陽性末梢血幹細胞を皮質脊髄路の走行に沿った脳梗塞縁に投与した。主要評価項目は治療 12 か月目までの脳卒中スケール（NIHSS、ESS、ESS 運動スコア）、機能的転帰（mRS）であった。治療群では NIHSS が 9.3±0.5（ベースライン）から 5.5±1.8（12 か月後）と改善していた一方で、対照群は 9.6±1.3 から 8.7±1.9 と改善が乏しかった。治療群の NIHSSは、ESS と ESS 運動スコアとともに対照群と比較して有意な改善を示した。試験期間中に重篤な有害事象は認められなかった。安全性と有効性について一定の効果を示したが、参加患者が少な

く、大規模研究が必要であると結論付けていた。

　RCT ではないが、遺伝子改変骨髄幹細胞（SB623）の脳内移植の臨床試験（非盲検単群、第 I/IIa 相試験）が行われた [4,5]。18 症例の患者に 250 万、500 万、1,000 万個の SB623 細胞を梗塞巣周囲に移植し、2 年後までの安全性と有効性が評価された。最も多い合併症は頭痛であったが、手術と関連する重篤な合併症はなかった。NIHSS は 9.3 ± 1.7 点から 2.1 点改善した（$p<0.01$）。そのほか ESS、Fugl Meyer assessment (FMA)、Fugl Meyer 運動スコア（FMMS）でも優位な改善が得られた。有効性の指標は 12 か月の時点で最大に達し、24 か月まで維持されていた。

　またヒト神経細胞の脳内投与の無作為化観察者盲検臨床試験も行われた [6,7]。25 か所に 500 万個または 1,000 万個の細胞を移植され（各群 7 例）、6 か月後の ESS の変化が評価されている。細胞移植は安全に施行され、1 回のけいれん、意識消失発作、無症候性の慢性硬膜下血腫を 1 例ずつ認めたが、重大な合併症はなかった。治療患者の 14 名中 6 名で ESS が改善したが、ESS 運動スコアについては、対照群またはベースライン値と比較して、有意な改善は得られなかった。

・重症頭部外傷

　重症頭部外傷は、特に若年者における外傷関連の死亡および後遺障害の最も大きな原因である。治療には外科治療やリハビリテーションが行われるが、慢性期に障害された神経機能を直接改善させる治療法がないのが現状である。重症頭部外傷に伴う運動障害は長期にわたり、医療コストがかかるため、新たな治療法の開発が待たれる。

　重症頭部外傷に対する幹細胞移植の臨床試験は虚血性脳卒中と比較すると少ない。中等度から重度の慢性期頭部外傷患者に対する改変骨髄幹細胞（SB623）の脳内移植の臨床試験（二重盲検 RCT、対照群は偽手術、第 II 相試験）が行われた [8]。63 人に 250 万、500 万、1,000 万個の SB623 細胞を MRI 異常信号部位の皮質領域、運動野近傍に移植し、6 か月後までの FMMS が評価された。用量制限毒性や死亡例はなく、対照群と比較して合併症出現に有意な差はなかった。FMMS の改善度が治療群は 8.3 ± 1.4 であり、対照群の 2.3 ± 2.5 と比較して有意に改善度が大きかった。また臨床的に意味があるとされる 10 点以上の改善を示した患者の割合は治療群が 39.1% であり対照群の 6.7% と比較して有意に多かった。

　神経幹細胞の脳内投与の臨床試験は本報告のみであったが、他の投与経路では骨髄単核球の髄腔内・経静脈投与、臍帯間葉系幹細胞の髄腔内投与の臨床試験が行われており、いずれも安全性と運動スコアの改善が報告されている [9-11]。

・まとめ

　虚血性脳卒中と重症頭部外傷のいずれにおいても、幹細胞移植（特に脳内投与）の臨床試験は未だ少数である。現段階では至適細胞株、投与時期、投与細胞数、移植部位などにおける試験間での相違も多く、真の有効性を評価することは困難である。しかし有効な治療法がない現状では、神経幹細胞移植は有望な治療候補であることは基礎研究からも明らかであり、質の高い大規模な RCT が待たれる。

文献検索の概要

対象期間	2000年～2023年	
データベース	PubMed	
検索語	P	虚血性脳卒中：stroke, ischemic stroke、brain infarction 重症頭部外傷：traumatic brain injury、TBI、head injury
	I/C	cell transplantation, cell therapy
制限	原著論文、RCT、系統的レビュー、メタ解析	
選定概要	虚血性脳卒中：2763件から設定したPICOや選定基準に合致した7件を採用した。 重症頭部外傷：105件から設定したPICOや選定基準に合致した4件を採用した。	

文献

1) Li Z, Dong X, Tian M, et al.: Stem cell-based therapies for ischemic stroke: a systematic review and meta-analysis of clinical trials. *Stem Cell Res Ther* 11: 252, 2020
2) Boncoraglio GB, Ranieri M, Bersano A, et al.: Stem cell transplantation for ischemic stroke. *Cochrane Database Syst Rev* 5: Cd007231, 2019
3) Chen DC, Lin SZ, Fan JR, et al.: Intracerebral implantation of autologous peripheral blood stem cells in stroke patients: a randomized phase II study. *Cell Transplant* 23: 1599-1612, 2014
4) Steinberg GK, Kondziolka D, Wechsler LR, et al.: Clinical Outcomes of Transplanted Modified Bone Marrow-Derived Mesenchymal Stem Cells in Stroke: A Phase 1/2a Study. *Stroke* 47: 1817-24, 2016
5) Steinberg GK, Kondziolka D, Wechsler LR, et al.: Two-year safety and clinical outcomes in chronic ischemic stroke patients after implantation of modified bone marrow-derived mesenchymal stem cells (SB623): a phase 1/2a study. *J Neurosurg* 131: 1462-1472, 2018
6) Kondziolka D, Wechsler L, Goldstein S, et al.: Transplantation of cultured human neuronal cells for patients with stroke. *Neurology* 55: 565-569, 2000
7) Kondziolka D, Steinberg GK, Wechsler L, et al.: Neurotransplantation for patients with subcortical motor stroke: a phase 2 randomized trial. *J Neurosurg* 103: 38-45, 2005
8) Kawabori M, Weintraub AH, Imai H, et al.: Cell Therapy for Chronic TBI: Interim Analysis of the Randomized Controlled STEMTRA Trial. *Neurology* 96: e1202-1214, 2021
9) Sharma AK, Sane HM, Kulkarni PP, Gokulchandran N, Biju H, Badhe PB: Autologous bone marrow mononuclear cell transplantation in patients with chronic traumatic brain injury- a clinical study. *Cell Regen* 9: 3, 2020
10) Wang S, Cheng H, Dai G, et al.: Umbilical cord mesenchymal stem cell transplantation significantly improves neurological function in patients with sequelae of traumatic brain injury. *Brain Res* 1532: 76-84, 2013
11) Cox CS, Jr., Hetz RA, Liao GP, et al.: Treatment of Severe Adult Traumatic Brain Injury Using Bone Marrow Mononuclear Cells. *Stem Cells* 35: 1065-79, 2017

略語

NIHSS (national institutes of health stroke scale)、mRS (modified Rankin scale)、ESS (European stroke scale)、FMA (Fugl-Meyer assessment)、FMMS (Fugl-Meyer motor scale)

定位・機能神経外科治療ガイドライン　第4版

2024年11月11日　第4版第1刷発行

編集──────一般社団法人 日本定位・機能神経外科学会ガイドライン作成委員会
制作・発行──一般社団法人 日本定位・機能神経外科学会
　　　　　　　〒440-0886 愛知県豊橋市東小田原町48番地 セントラルレジデンス201　電話 0532-21-5731
発売──────学術研究出版
　　　　　　　〒670-0933　兵庫県姫路市平野町62　電話 079-280-2727　Fax.079-244-1482
印刷──────有限会社トータルマップ

©2024 一般社団法人 日本定位・機能神経外科学会　　〈無断転載を禁ず〉
ISBN978-4-911008-66-9 C3047 ¥5000E
定価：本体5000円（税別）